Nívea Cristina Moreira Santos
Eloíde André Oliveira
Fabiana Navajas Moreira Pereira
Roseli Cristina Zuin

LESÕES da PELE

LEGISLAÇÃO E PROCEDIMENTOS DE ENFERMAGEM

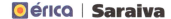

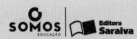

Av. das Nações Unidas, 7221, 1º Andar, Setor B
Pinheiros – São Paulo – SP – CEP: 05425-902

SAC 0800-0117875
De 2ª a 6ª, das 8h00 às 18h00
www.editorasaraiva.com.br/contato

Vice-presidente	Claudio Lensing
Coordenadora editorial	Rosiane Ap. Marinho Botelho
Editora de aquisições	Rosana Ap. Alves dos Santos
Assistente de aquisições	Mônica Gonçalves Dias
Editora	Silvia Campos Ferreira
Assistente editorial	Paula Hercy Cardoso Craveiro
Editor de arte	Kleber de Messas
Assistentes de produção	Fabio Augusto Ramos
	Katia Regina
Produção gráfica	Sergio Luiz P. Lopes
Preparação	Diego Carrera
Revisão	Larissa Wostog Ono
Ilustração	RJP Serviços Gráfico
Projeto gráfico e diagramação	M10 Editorial
Capa	M10 Editorial
Impressão e acabamento	Bartira

DADOS INTERNACIONAIS DE CATALOGAÇÃO NA PUBLICAÇÃO (CIP)
ANGÉLICA ILACQUA CRB-8/7057

Lesões da pele : legislação e procedimentos de enfermagem / Nívea Cristina Moreira Santos ...[et al]. – São Paulo : Érica, 2018.
224 p. : il., color.

Bibliografia
ISBN 978-85-365-2735-2

1. Enfermagem 2. Ferimentos e lesões - Tratamento 3. Curativos I. Santos, Nívea Cristina Moreira

17-1935
CDD 617.1406
CDU 616-001.4

Índices para catálogo sistemático:
1. Enfermagem - Tratamento de ferimentos e lesões

Copyright© 2018 Saraiva Educação
Todos os direitos reservados.

1ª edição

Autores e Editora acreditam que todas as informações aqui apresentadas estão corretas e podem ser utilizadas para qualquer fim legal. Entretanto, não existe qualquer garantia, explícita ou implícita, de que o uso de tais informações conduzirá sempre ao resultado desejado. Os nomes de sites e empresas, porventura mencionados, foram utilizados apenas para ilustrar os exemplos, não tendo vínculo nenhum com o livro, não garantindo a sua existência nem divulgação.

A ilustração de capa e algumas imagens de miolo foram retiradas de <www.shutterstock.com>, empresa com a qual se mantém contrato ativo na data de publicação do livro. Outras foram obtidas da Coleção MasterClips/MasterPhotos© da IMSI, 100 Rowland Way, 3rd floor Novato, CA 94945, USA, e do CorelDRAW X6 e X7, Corel Gallery e Corel Corporation Samples. Corel Corporation e seus licenciadores. Todos os direitos reservados.

Todos os esforços foram feitos para creditar devidamente os detentores dos direitos das imagens utilizadas neste livro. Eventuais omissões de crédito e copyright não são intencionais e serão devidamente solucionadas nas próximas edições, bastando que seus proprietários contatem os editores.

Nenhuma parte desta publicação poderá ser reproduzida por qualquer meio ou forma sem a prévia autorização da Saraiva Educação. A violação dos direitos autorais é crime estabelecido na lei nº 9.610/98 e punido pelo artigo 184 do Código Penal.

CL 641978   CAE 626590

AGRADECIMENTOS

Primeiramente, agradeço a Deus pelo dom que me deste em ensinar e auxiliar o próximo. Gratidão sempre!

Agradeço às minhas filhas Julia e Luiza por estarem sempre presentes em cada projeto que início na minha vida.

E agradeço à minha mãe por estar sempre ao meu lado. Obrigada!

Nívea Cristina Moreira Santos

Saber Viver

Não sei... Se a vida é curta
Ou longa demais pra nós,
Mas sei que nada do que vivemos
Tem sentido, se não tocamos o coração das pessoas.
[...]

Cora Coralina

Porque escolhi cuidar, compreendo que tocar o outro é um ato de desvelo e intimidade, logo, sou grata a todos que, ao permitirem serem tocados por mim, no ato de aprender a cuidar do seu corpo, me permitiram tocar seu coração também.

Eloíde André Oliveira

O conhecimento é uma dádiva que nos fortalece e nos impulsiona para um mundo de saberes e ações. Agradeço a Deus por esta oportunidade de sempre estar pronta para o aprendizado. E como disse Cora Coralina, "Feliz aquele que transfere o que sabe e aprende o que ensina".

Fabiana Navajas Moreira Pereira

"A única forma de se fazer um ótimo trabalho é amar o que você faz."

Steve Jobs

Agradeço a todos os profissionais de enfermagem e da equipe multidisciplinar que acreditam no meu trabalho. Em conjunto, colocamos nossos talentos a serviço do outro. Não posso deixar também de ser grata à minha maior motivação: minha filha.

Roseli Cristina Zuin

SOBRE AS AUTORAS

Nívea Cristina Moreira Santos

É enfermeira formada pela Universidade de Taubaté (Unitau) e especialista em Auditoria de Serviços de Saúde pela Universidade Cruzeiro do Sul (Unicsul). Especialista em Gestão de Enfermagem pela Universidade Federal de São Paulo Universidade Aberta do Brasil (Unifesp/UAB) e em Gestão em Saúde pela mesma instituição. Docente em cursos técnicos e profissionalizantes da área de Enfermagem. Atuou em cooperativa médica de plano de saúde e como membro da Comissão de Controle de Infecção Hospitalar (CCIH). É livre-docente da matéria de Primeiros-Socorros em cursos profissionalizantes para enfermagem e supervisora de aulas práticas nessa área. Trabalha atualmente com auditoria de enfermagem em operadora de plano de saúde. Autora de diversos livros publicados pelo selo Érica/Editora Saraiva.

Eloíde André Oliveira

Graduada pela Universidade de Taubaté (Unitau). Mestre em Enfermagem de Saúde Pública pela Universidade Federal da Paraíba (UFPB). Especialista em Educação em Saúde pela Fiocruz. Áreas de atuação: direção do Serviço de enfermagem, supervisão do Serviço de Enfermagem, Enfermeira de CCIH e Educação Continuada, coordenação e docência no curso técnico de Enfermagem, atuação em UTI, clínica cirúrgica e emergência e, atualmente, docente na Universidade Estadual da Paraíba (UEPB) do componente curricular Saúde do Adulto.

Fabiana Navajas Moreira Pereira

Graduada em Enfermagem e Obstetrícia pela Universidade de Taubaté (Unitau), pós-graduada em Gerenciamento de Unidade Hospitalar pela Universidade Federal de Sergipe (UFSE), Projeto de Profissionalização dos Trabalhadores da Área de Enfermagem (PROFAE/MS Fiocruz) e Auditoria do Sistema de Saúde (cursando). Atua como enfermeira do Núcleo de Educação Permanente na Clínica e Hospital São Lucas com Acreditação plena pela ONA, Acreditação Canadense e Acreditação Diamante pela QMENTUM-CA.

Docente em Enfermagem da Faculdade Estácio de Sá, Sergipe. Coordenadora da Comissão Intra-hospitalar de Doação de Órgãos e Tecidos Transplantados (CIHDOTT HSL), presidente da Comissão de Ética de Enfermagem do Hospital São Lucas. Membro orientadora da Liga de Feridas e avaliadora/parecerista da *Revista Journal of Health Connections* da Estácio.

Roseli Cristina Zuin

Graduada em enfermagem em 1999 pela Universidade de Taubaté (unitau), especialização *lato sensu* em Urgência e Emergência pelas faculdades integradas Teresa D'Ávila (Fatea) (2011), extensão universitária pela Faculdade de Medicina da Universidade de São Paulo (FMUSP) em Geriatria e Gerontologia (2003), membro da Coesas (especialidades) da Sociedade Brasileira de Cirurgia Bariátrica desde 2012. Atua na área de Lesões de Pele (feridas) desde 2000 e é membro da equipe multidisciplinar do Hospital São Lucas, de Taubaté, desde 2014.

APRESENTAÇÃO

Apresentar o livro **Lesões da pele – legislação e procedimentos de enfermagem** aos profissionais de enfermagem e às equipes multidisciplinares que trabalham nessa área é uma grande responsabilidade como autoras e facilitadoras do meio que nos cerca.

Esta obra foi feita com muito carinho, trabalho e dedicação. Foram horas de estudo para tentarmos traduzir em algumas páginas o que há de mais atual dentro do contexto "feridas e curativos", sem esquecer dos princípios que norteiam o trabalho da enfermagem e da equipe multidisciplinar, assim como o paciente como um todo.

A obra foi dividida em cinco partes, para melhor distribuição dos temas. Veja como abordamos cada parte.

A **Parte I** se refere aos princípios básicos, destacando os aspectos éticos e legais da enfermagem, a equipe multidisciplinar, o controle de infecção e normas de biossegurança, os suportes psicológico, nutricional e fisioterapêutico, o desenvolvimento de diretrizes e a organização da equipe de enfermagem e os conceitos básicos sobre anatomia e fisiologia do tecido tegumentar.

Na **Parte II**, abordamos os "curativos" de modo geral, iniciando pela avaliação das feridas, as considerações gerais sobre os curativos, a limpeza e os produtos mais utilizados em curativos, até as técnicas básicas para a realização destes.

Já na **Parte III**, apresentamos os cuidados específicos para o paciente ortopédico, pacientes portadores de ostomias, pacientes portadores de feridas crônicas, pacientes cirúrgicos, pacientes portadores de queimaduras e as técnicas específicas para curativos desse porte.

Na **Parte IV**, vemos quais são os tratamentos e cuidados complementares, como câmera hiperbárica, uso de fitoterápicos, tratamento com argiloterapia e terapia a vácuo – uma nova técnica que vem sendo muito discutida e utilizada.

Explanamos no **Apêndice** seis estudos de caso muito interessantes, entre eles um tratamento de Síndrome de Fournier com um tempo recorde de tratamento com eficácia comprovada e um segundo caso, de uma criança com queimadura de mão, também com eficácia comprovada.

Em todos os casos foram abordados: história clínica do paciente, tratamento escolhido, evolução com sessão de fotos e finalização de cada caso.

Sabemos que não é fácil prestar um excelente cuidado ao portador de lesão de pele. Dependemos de uma série de fatores que muitas vezes não estão disponíveis ou vão além da nossa vontade como profissionais de saúde, o que implica custo, conhecimento, orientação e disponibilidade tanto dos profissionais como do próprio paciente, e principalmente na aceitação do paciente e de seus familiares em lidar com o "novo", muitas vezes também com mudanças de hábitos que podem ser fatores primordiais para a eficácia do tratamento. Cuidar de "feridas" não depende somente dos profissionais de saúde, depende de um conjunto: paciente – profissionais – instituição – familiares – outros.

Este livro enfoca todos esses aspectos de forma ampla, com linguagem precisa e de fácil entendimento, de modo que todos os leitores poderão usufruir das informações contidas nele e colocá-las em prática no seu dia a dia como profissional.

O objetivo principal desta obra é fornecer conhecimento e orientação, facilitando o trabalho da equipe multidisciplinar no tratamento de portadores de lesão de pele. Esperamos que esse objetivo seja atingido por todos os leitores.

As autoras

SUMÁRIO

Parte 1 – PRINCÍPIOS BÁSICOS..17

Capítulo 1 – ASPECTOS ÉTICOS E LEGAIS NA ASSISTÊNCIA DE ENFERMAGEM..18

1.1 Ética e responsabilidade profissional 19

1.2 Autonomia do enfermeiro na prevenção e no tratamento de feridas.................20

Capítulo 2 – EQUIPE INTERDISCIPLINAR NO TRATAMENTO DE FERIDAS.............23

2.1 Formação da equipe...24

    2.1.1 Seleção do pessoal..25

    2.1.2 Funções do enfermeiro dentro da equipe................................25

2.2 Diagnóstico da situação 26

2.3 Desenvolvimento e implantação de protocolos e diretrizes clínicas................26

2.4 Padronização de materiais para prevenção e tratamento 27

2.5 Documentação – registro de prontuário 28

2.6 Avaliação dos resultados 28

2.7 Roteiro para elaboração de plano assistencial de enfermagem 29

Capítulo 3 – CONTROLE DE INFECÇÃO E BIOSSEGURANÇA....................31

3.1 Comissão de Controle de Infecção Hospitalar (CCIH) e Serviço de Controle de Infecção Hospitalar (SCIH)..32

    3.1.1 Conceito de Infecção hospitalar.......................................33

    3.1.2 Atribuições da CCIH..33

3.2 Fatores de risco para infecção..33

3.3 Infecção e contaminação de feridas..34

3.4 Condutas básicas para o controle da infecção 35

    3.4.1 Lavagem e degermação das mãos.......................................35

    3.4.2 Técnica de calçamento de luvas.......................................36

3.5 Tratamento das infecções instaladas em feridas 37

3.6 Riscos ocupacionais e biossegurança na área da saúde.........................38

3.7 Termos técnicos utilizados para infecção e biossegurança 40

Capítulo 4 – SUPORTE PSICOLÓGICO **43**

4.1　Autoestima 44

4.2　Ansiedade e depressão 44

    4.2.1　Ansiedade 45

    4.2.2　Depressão 45

4.3　Motivação 46

4.4　Autoimagem 46

4.5　Cuidados espirituais 47

4.6　Papel do enfermeiro 47

Capítulo 5 – SUPORTE NUTRICIONAL – CICATRIZAÇÃO, ENFERMAGEM E NUTRIÇÃO **49**

5.1　O estado nutricional 50

5.2　Cicatrização 51

5.3　Nutrientes 51

5.4　Objetivos da intervenção nutricional no paciente portador de feridas 52

Capítulo 6 – SUPORTE FISIOTERAPÊUTICO **54**

Capítulo 7 – DESENVOLVIMENTO DE DIRETRIZES **57**

7.1　Introdução 58

7.2　Prática e evidências clínicas 58

7.3　Análise da equipe e da prática adotada 59

7.4　Análise das diretrizes adotadas 59

7.5　Modelo de algoritmo para tratamento de feridas 60

Capítulo 8 – ORGANIZAÇÃO DO TRABALHO DE ENFERMAGEM **61**

8.1　Introdução 62

8.2　Prescrição de enfermagem 62

8.3　Especialistas em enfermagem no tratamento de feridas 63

8.4　Gerenciamento dos cuidados de enfermagem para o paciente portador de feridas de qualquer espécie 64

    8.4.1　Equipamentos 64

    8.4.2　Leito da ferida 64

    8.4.3　Segurança do paciente 64

Capítulo 9 – ANATOMIA E FISIOLOGIA DO TECIDO TEGUMENTAR.........................**66**

9.1 Introdução ao sistema tegumentar...67

9.2 Processo infeccioso..68

9.3 Infecção hospitalar...69

9.4 Fisiologia da cicatrização...70

9.5 Tipos de cicatrização..71

9.6 Problemas específicos na cicatrização...72

9.7 Fatores que afetam diretamente a cicatrização..72

Capítulo 10 – AVALIAÇÃO DE LESÃO DE PELE OU FERIDA.........................**74**

10.1 Introdução..75

10.2 Classificação da avaliação...75

10.3 Avaliação específica...77

10.4 Diferença entre infecção, colonização e contaminação...............................82

10.5 Dor...83

10.6 Finalizando...83

Parte 2 – CONSIDERAÇÕES GERAIS NO TRATAMENTO DE LESÕES DE PELE...85

Capítulo 11 – CONSIDERAÇÕES GERAIS **86**

11.1 Objetivo do curativo...87

11.2 Finalidades do curativo..87

11.3 Requisitos e critérios de um curativo ideal...88

11.4 Medidas de assepsia..88

11.5 Normas técnicas...88

Parte 3 – CURATIVOS...91

Capítulo 12 – LIMPEZA DAS FERIDAS **92**

12.1 Técnicas de limpeza...93

12.1.1 Técnica limpa..93

12.1.2 Técnica estéril...94

12.2 Desbridamento **94**

    12.2.1 Tipos de desbridamento 94

    12.2.2 Técnicas de desbridamento 94

    12.2.3 Métodos de desbridamento 95

12.3 Limpeza física **95**

12.4 Produtos utilizados para limpeza, desinfecção e antissepsia **96**

Capítulo 13 – PRODUTOS PADRONIZADOS PARA TRATAMENTO DE FERIDAS.....98

13.1 Medicamentos **99**

13.2 Considerações gerais sobre os produtos **103**

13.3 Produtos não utilizados **103**

Capítulo 14 – TÉCNICAS BÁSICAS DE CURATIVOS **104**

14.1 Preparo do ambiente **105**

14.2 Preparo do leito da ferida **107**

14.3 Material a ser utilizado **108**

14.4 Procedimento **109**

14.5 Considerações **110**

Parte 4 – CUIDADOS ESPECÍFICOS **113**

Capítulo 15 – PACIENTE ORTOPÉDICO **114**

15.1 Introdução **115**

15.2 Classificação das feridas ortopédicas **115**

15.3 Tratamento **118**

15.4 Assistência de enfermagem no tratamento de feridas ortopédicas **119**

    15.4.1 Intervenções a serem tomadas pela enfermagem 120

Capítulo 16 – PACIENTES PORTADORES DE OSTOMIAS **121**

16.1 Introdução **122**

16.2 Classificação **122**

16.3 Anatomia e fisiologia do sistema digestório **124**

16.4 Cuidados à pessoa ostomizada no período perioperatório **126**

    16.4.1 Pré-operatório 126

16.4.2   Transoperatório 127

16.4.3   Pós-operatório 127

16.5 Tipos de protetor e acessório **128**

16.5.1   Protetores cutâneos 128

16.5.2   Bolsas coletoras 128

16.5.3   Acessórios 129

Capítulo 17 – PACIENTES PORTADORES DE FERIDAS CRÔNICAS 131

17.1 Introdução **132**

17.2 Lesão por Pressão (LPP) **132**

17.2.1   Conceito 132

17.2.2   Causas das lesões por pressão 132

17.2.3   Classificação das LPP 133

17.2.4   Prevenção e cuidados 134

17.2.5   Tratamento 135

17.2.6   Locais predisponentes a LPP 136

17.3 Outros tipos de úlceras **137**

Capítulo 18 – PACIENTE CIRÚRGICO 139

18.1 Introdução **140**

18.2 Conceito e classificação **140**

18.2.1   Aspecto da ferida cirúrgica infectada 140

18.3 Complicações **141**

18.4 Formas de cicatrização das feridas cirúrgicas **142**

18.4.1   Fatores que afetam a cicatrização das feridas cirúrgicas 143

18.5 Tratamento **143**

18.6 Feridas traumáticas **144**

18.7 Assistência de enfermagem no tratamento de feridas cirúrgicas **145**

Capítulo 19 – TÉCNICAS ESPECIAIS DE CURATIVO 147

19.1 Tipos de curativo **148**

19.2 Classificação do curativo de acordo com o tamanho da lesão ... **148**

19.3 Regras gerais **149**

19.4 Cuidados importantes **150**

19.5 Registro da evolução do curativo **151**

19.6 Classificação do curativo de acordo com as características da ferida 152

    19.6.1 Curativos de feridas cirúrgicas 152

    19.6.2 Técnica de desbridamento 156

    19.6.3 Técnica de coleta do material 157

19.7 Curativos em fixadores externos 158

19.8 Curativos em traqueostomias 159

19.9 Curativos em fistulas e deiscências de suturas 160

Capítulo 20 – PACIENTE PORTADOR DE QUEIMADURAS 162

20.1 Introdução 163

20.2 Causas 163

20.3 Classificação 163

20.4 Complicações 165

20.5 Tratamento e assistência de enfermagem para feridas de queimaduras 165

    20.5.1 Desbridamento cirúrgico 165

    20.5.2 Excisão 166

    20.5.3 Enxerto 166

    20.5.4 Curativo 167

    20.5.5 Tratamento conservador 167

    20.5.6 Outras orientações 168

Parte 5 – TRATAMENTO E CUIDADOS COMPLEMENTARES 171

Capítulo 21 – TRATAMENTO HIPERBÁRICO 172

21.1 Introdução 173

21.2 Tratamento 173

21.3 Indicações clínicas de O_2HB 174

21.4 Contraindicação de O_2HB 175

21.5 Efeitos indesejáveis no tratamento 175

21.6 Assistência de enfermagem no tratamento hiperbárico 176

Capítulo 22 – TRATAMENTO COM USO DE FITOTERÁPICOS 178

22.1 Introdução à fitoterapia no Brasil 179

22.2 A escolha do local 180

22.3 Definição de termos usados na fitoterapia 180

22.4 Princípio ativo das plantas medicinais... 181

22.5 Principais plantas utilizadas nas lesões de pele 183

22.6 Assistência de enfermagem no tratamento fitoterápico...................................... 188

Capítulo 23 – TRATAMENTO COM ARGILOTERAPIA... 190

23.1 Introdução ao uso de argila no Brasil... 191

23.2 Terapia e indicação 192

23.2.1 Outras indicações específicas e forma de uso.. 193

23.2.2 Efeitos terapêuticos.. 193

23.3 Cuidados com a argila.. 193

23.4 Assistência de enfermagem no tratamento com argiloterapia 194

Capítulo 24 – TERAPIA A VÁCUO... 195

24.1 Introdução 196

24.2 Princípios básicos da TPN – Terapia por Pressão Negativa ou Terapia a Vácuo............ 196

24.2.1 Composição do material 196

24.2.2 Instalação do sistema 196

24.3 Indicação... 197

24.4 Contraindicação 197

BIBLIOGRAFIA 199

APÊNDICE – Estudo de casos 205

Introdução 206

Estudo de caso 1... 207

Estudo de caso 2 209

Estudo de caso 3 212

Estudo de caso 4 214

Estudo de caso 5 217

Estudo de caso 6 220

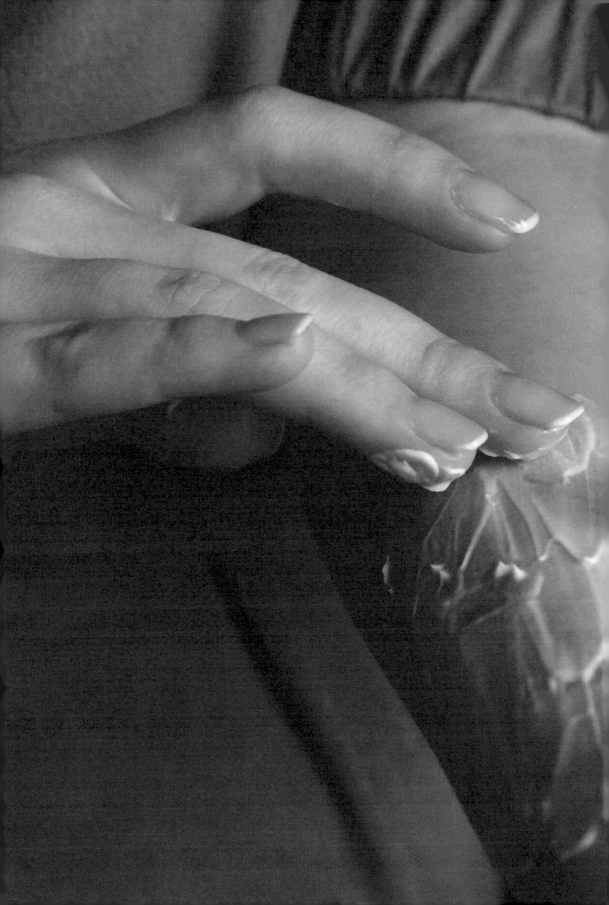

PARTE

1

PRINCÍPIOS
BÁSICOS

Capítulo

1

ASPECTOS ÉTICOS E LEGAIS NA ASSISTÊNCIA DE ENFERMAGEM

Neste capítulo, você estará apto a:

- Compreender que um dos princípios da enfermagem está associado à prevenção e restauração da integridade do cliente. Para que isso ocorra, uma série de aspectos éticos e legais deve estar atuante no dia a dia do profissional.

- Apreender a responsabilidade do profissional, dentro do contexto da ética e da moral, que envolve a equipe de enfermagem.

A enfermagem agrega em sua formação profissional a responsabilidade humanitária e solidária, implicando conhecimento científico e técnico nas práticas de seu dia a dia.

O exercício profissional da enfermagem agrega liberdade e autonomia para tomadas de decisões que podem ter influência direta no cliente. Para isso, são necessários conhecimentos sobre seus atos e atitudes, bem como suas finalidades e consequências das ações tomadas. Daí a importância dos conhecimentos do princípio ético e moral da profissão.

1.1 ÉTICA E RESPONSABILIDADE PROFISSIONAL

No momento em que tomamos uma determinada decisão, nossa consciência atua como um elemento de sustentação para avaliar os prós e contras das ações tomadas.

As decisões tomadas devem estar embasadas em conhecimentos ético e bioético, desenvolvido pelos profissionais desde a época acadêmica, científica e técnica.

A ética e a moral são valores pessoais que sofrem mudanças ao longo dos anos, interferindo e agindo nas ações do ser humano, quer seja em seu ambiente de trabalho ou em sua vida pessoal.

Uma questão muito importante para o profissional de enfermagem que vai tratar de "feridas" é deixar de lado expressões como "o cliente da úlcera por pressão", "aquela senhora mastectomizada", ou "aquele cliente do coto infectado". Além de serem expressões fortes, ferem diretamente a ética do profissional de enfermagem, podendo causar constrangimentos tanto no cliente como em seu acompanhante e, dependendo do caso, até um processo jurídico futuro.

O tratamento de feridas requer da enfermagem uma postura bioética que seja condizente com a compreensão do ser humano. É importante compreender o ser humano dentro dos seus direitos como cidadão e como paciente portador de feridas.

As ações humanas são formadas a partir de atos morais, de escolhas e, consequentemente, de responsabilidade. Dessa forma, ciência e consciência constituem exigência de todo aspecto bioético e ético dos profissionais.

Relembrando alguns conceitos:

a) **Bioética:** leva à compreensão do homem em seus direitos humanos, com base na dignidade do ser humano como um todo.

b) **Ética:** mostra o compromisso com os resultados do exercício profissional.

c) **Técnica:** é o preparo técnico e a capacidade intelectual do profissional.

d) **Danos:** ação ou omissão ilícita que possui repercussão no âmbito jurídico de outra pessoa. Pode repercutir tanto ao cliente como ao profissional.

e) **Responsabilidade:** significa assegurar.

f) **Responsabilidade civil:** acarreta a indenização do dano.

g) **Responsabilidade penal:** determina o cumprimento da pena estabelecida.

CAPÍTULO 1

h) **Imprudência:** determinada por um comportamento de precipitação ou insensatez.

i) **Negligência:** falta de ação frente a um ato no qual se deveria agir. Torna-se negligente quem, podendo ou devendo agir de determinado modo, não o faz, quer por indolência ou preguiça mental.

j) **Imperícia:** falta de conhecimento técnico da profissão para atuar frente aos problemas.

1.2 AUTONOMIA DO ENFERMEIRO NA PREVENÇÃO E NO TRATAMENTO DE FERIDAS

O trabalho do enfermeiro vem sendo cada vez mais conceituado, em virtude de seu esforço em estar sempre se atualizando e conquistando espaço em atuações que antes eram deliberadas apenas aos médicos. Muito se questiona sobre as ações do enfermeiro e sua autonomia frente às condutas do tratamento de feridas.

De acordo com o Código de Ética que regulamenta o exercício profissional, destacamos:

- Art. 1º do Capítulo 1 da Resolução Cofen nº 240/2000 - "A enfermagem é uma profissão comprometida com a saúde do ser humano e da coletividade. Atua na promoção, proteção, recuperação da saúde e reabilitação das pessoas, respeitando os preceitos éticos e legais."
- Art. 6º do Capítulo 1 da Resolução Cofen nº 240/2000 - " O profissional de enfermagem exerce a profissão com autonomia, respeitando os preceitos legais da enfermagem."

De acordo com a análise dos destaques acima, notamos que a promoção, proteção ou recuperação da saúde e a reabilitação dos pacientes são funções do enfermeiro, sendo responsável também por vários procedimentos que tenham impacto direto nessas ações.

Relacionando esses fatos com o tratamento de ferida, no que diz respeito à proteção e recuperação da saúde, cabem todas as formas de orientação ao paciente e sua equipe, que podem realizar a prescrição de enfermagem de forma segura, nas condutas de prevenção – tratamento e recidiva de qualquer espécie de ferida: por pressão, diabética, vascular, cirúrgica e outras. Assim como a indicação e prescrição de colchão protetor e aplicação de hidrantes para pele e/ou todos os produtos que estejam classificados pela Resolução RDC nº 211, de 14 de julho de 2005, pela Agência Nacional de Vigilância Sanitária (Anvisa), na qual consta a classificação de produtos de higiene pessoal e cosméticos graus 1 e 2, podem ser prescritos pelo enfermeiro. Veja no Quadro 1.1 as características de cada classificação.

ASPECTOS ÉTICOS E LEGAIS NA ASSISTÊNCIA DE ENFERMAGEM

Quadro 1.1 – Classificação de produtos graus 1 e 2 – Anvisa

Classificação	Característica
Grau 1	Produtos de higiene pessoal e cosmético, com formulação básica: hidratantes na forma creme, gel ou óleos. Não requer informação detalhada do produto em virtude de suas características intrínsecas.
Grau 2	Produtos de higiene pessoal e cosméticos com formulação específica: hidratantes com vitamina A, protetores solares, sabonetes com ação antisséptica. As características devem ter comprovação de segurança e eficácia.

Fonte: Anvisa – RDC nº 211.

Referente à reabilitação, no caso de feridas, o **enfermeiro** pode prescrever a utilização de coberturas que se enquadrem nas decisões dos produtos Anvisa e, para isso, é necessário que o enfermeiro esteja capacitado para tal função. O tratamento de feridas envolve procedimento de alta complexidade técnica, e o enfermeiro só poderá tomar decisões imediatas se estiver cientificamente preparado. Sua formação deve ser complementada com especialização em estomaterapia ou dermatologia.

> **Lembrete!**
> O enfermeiro é o responsável direto pela qualidade da assistência e pelas rotinas complementares dos demais profissionais de sua equipe.

É comum que muitos profissionais desconheçam as leis e resoluções que regulamentam sua profissão. O Conselho Federal de Enfermagem (Cofen) estabelece e reconhece as terapias alternativas como especialidade ou qualificação do profissional e enfermagem em suas Resoluções nº 197/1999 e nº 260/2001. Portanto, o tratamento específico de lesões pode estar associado a uma série de terapias alternativas, que sem dúvida auxiliarão na recuperação da saúde do cliente.

Outra ação determinada pela Cofen está na Resolução nº 283/2003, art. 1º, que diz que o profissional enfermeiro está autorizado a usar complementarmente a acupuntura em suas condutas profissionais, porém somente após a comprovação da sua formação perante o Cofen.

Os protocolos também favorecem a ação dos enfermeiros. O desenvolvimento desses protocolos é responsabilidade dos enfermeiros, baseados em evidência, na prática clínica diária, com dados preventivos e curativos. O protocolo deve ser aprovado pela diretoria clínica e de enfermagem da instituição.

Outro procedimento que tem ação direta do enfermeiro é o desbridamento. Não há como tratar feridas sem desbridar o tecido necrótico. Portanto, vale ressaltar a diferença entre desbridamento cirúrgico e me-

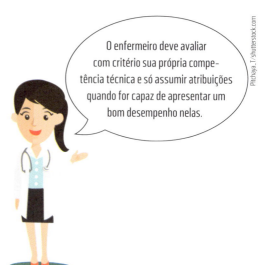

O enfermeiro deve avaliar com critério sua própria competência técnica e só assumir atribuições quando for capaz de apresentar um bom desempenho nelas.

21

cânico; o **desbridamento cirúrgico** consiste na retirada de material desvitalizado por meio de técnica cirúrgica com o uso de instrumental cirúrgico, sob anestesia local ou geral, sendo procedimento exclusivo da classe médica; já o **desbridamento mecânico** pode ser realizado por enfermeiro e não há necessidade de anestesia. Nele é retirada apenas parte do tecido desvitalizado. Para a realização desse procedimento, o enfermeiro deve ter especialização titulada pela Sociedade Brasileira de Enfermagem em Dermatologia (Sobende), ou pela Sociedade Brasileira de Enfermagem em Estomaterapia (Sobest).

Capítulo

2

EQUIPE INTERDISCIPLINAR NO TRATAMENTO DE FERIDAS

Neste capítulo, você estará apto a:

- Conhecer como a interdisciplinaridade constitui um processo de integração recíproca entre diversas disciplinas e áreas de conhecimento para uma única finalidade: trabalhar o bem comum em prol do paciente.

- Apreender alguns aspectos referentes à equipe interdisciplinar e à importância dessa equipe junto ao tratamento de lesões de pele.

CAPÍTULO 2

O conceito de interdisciplinaridade surgiu no século XX e somente a partir da década de 1960 começou a ser enfatizado como necessidade de transcender o conhecimento fragmentado, embora sempre tenha existido na história do pensamento humano a ideia de um saber único.

No decorrer dos anos, os estudos se aprimoraram e as especialidades foram interagindo e descobrindo que o conhecimento de cada área era essencial para o paciente como um todo. Para o paciente portador de lesão de pele, isso se justifica pela complexidade do cuidar, que envolve desde aspectos físicos, epidemiológicos, sociais, éticos, entre outros, até a mais perfeita cicatrização da lesão, o que pode interferir direta ou indiretamente no cotidiano do paciente.

São muitas as dificuldades encontradas para que o trabalho interdisciplinar seja perspectivo, duradouro e tenha um resultado satisfatório. O interesse na formação desse grupo vem se consolidando como a melhor alternativa para o alcance do sucesso no tratamento das lesões de pele.

Veremos a seguir os pontos básicos para a formação dessa equipe e os aspectos que envolvem esse trabalho.

2.1 FORMAÇÃO DA EQUIPE

Dois membros são essenciais e indispensáveis nessa equipe: o enfermeiro e o médico. A equipe sempre se inicia com essas duas especialidades. A partir da existência desses profissionais, é discutido como será a estrutura dessa equipe dentro da instituição e a atribuição de cada membro.

As equipes podem receber diversos nomes. Os mais comuns estão relacionados com "cuidados de pele" e "curativos". O importante é ter um nome que esteja ligado diretamente ao objetivo da equipe.

O papel do enfermeiro na equipe é fundamental para garantir a assistência aos portadores de lesão de pele, e, se não estiver ciente de sua responsabilidade e sua função, poderá cometer erros decorrentes de negligência ou imperícia (como já vimos no Capítulo 1), comprometendo o sucesso de toda a equipe e a evolução da lesão. Geralmente, é o enfermeiro quem lidera a equipe, sendo o coordenador dela. Para isso, deve preferencialmente ser especialista na área ou estar fazendo uma especialização. As sociedades reconhecidas pelo Conselho Federal de Enfermagem (Cofen) e a Academia Brasileira de Enfermeiros Especialistas (Abese), que capacitam e titulam esses enfermeiros na área de tratamento de lesões e feridas, são a Sociedade Brasileira de Enfermagem em Dermatologia (Sobende), cuja a titulação ocorre através de curso de especialização e prova de título de especialista, e a Sociedade Brasileira de Enfermagem em Estomaterapia (Sobest), na qual a titulação ocorre através de especializações devidamente credenciadas.

É indispensável que a direção da instituição tenha conhecimento dos propósitos do grupo e deixe-os atuar de forma dinâmica, contribuindo para o sucesso do grupo e da instituição.

2.1.1 Seleção do pessoal

A seleção do pessoal acontece a partir de estabelecidos o enfermeiro e o médico que estarão na linha de frente de atuação da equipe.

Serão necessários profissionais capacitados, preferencialmente com especializações que envolvam os cuidados afins, profissionais que tenham perfil de pesquisas e interesses em comum. A seleção deve ser cuidadosa e os profissionais devem estar envolvidos no dia a dia dos pacientes.

Veja a seguir alguns profissionais que podem compor a equipe juntamente com o médico e o enfermeiro:

a) Auxiliar administrativo.

b) Auxiliares e técnicos de enfermagem.

c) Nutricionista.

d) Médicos especialistas: nutrólogo, dermatologista, vascular, cirurgião plástico, angiologia.

e) Fisioterapeuta.

f) Assistente social.

g) Psicólogo.

h) Terapeuta ocupacional.

i) Farmacêutico.

Geralmente, as equipes se iniciam com médico e equipe de enfermagem e crescem de acordo com as necessidades da instituição, o que é aceitável, porém o enfermeiro deve estar atento à demanda do serviço e cobrar o crescimento da equipe.

2.1.2 Funções do enfermeiro dentro da equipe

Entre as principais funções do enfermeiro, destacamos:

a) Coordenação da equipe e interação dos membros que a compõem.

b) Elaboração do plano assistencial, através da Sistematização da Assistência de Enfermagem (SAE).

c) Participar da busca ativa de casos.

d) Realizar anotações referentes à evolução de cada caso.

e) Participação nos demais projetos da instituição, como a Educação Continuada e a CCIH, de forma que todas as equipes interajam.

f) Estar sempre atualizado, participando de cursos e estudos referentes a prevenção e tratamento de feridas.

g) Realizar pesquisas na área.

h) Expor estudos de caso para os demais membros e outras equipes da instituição, alavancando dessa forma o trabalho da equipe interdisciplinar.

i) Apresentar em reunião pontos positivos e negativos dos trabalhos realizados.

CAPÍTULO 2

2.2 DIAGNÓSTICO DA SITUAÇÃO

Antes de iniciar os trabalhos com normas, rotinas e diretrizes de tratamento, devemos nos basear em evidências clínicas e em pesquisas. É preciso conhecer a situação real da instituição em que trabalhamos e, partindo daí, realizarmos um plano de ação.

Destacamos para isso alguns pontos a seguir:

a) **População:** neste aspecto, deve-se analisar a característica da população que é atendida na instituição. Leva-se em conta o paciente a ser atendido e o que a instituição já oferece. **Exemplo 1:** a instituição tem ambulatório próprio para atendimento de úlceras vasculares. Todo o projeto deve ser voltado para esse tipo de população, os funcionários envolvidos devem passar por reciclagem e desenvolvimento de projetos relacionados à área. **Exemplo 2:** a instituição tem 80% dos casos atendidos relacionados a pacientes cirúrgicos, então o foco de trabalho deve ser pertinente a pacientes cirúrgicos. E assim deve ser a análise feita nesse aspecto.

b) **Incidência e prevalência de lesões:** neste aspecto, deve ser analisado o índice e tipo de lesão que a instituição mais atende, como úlceras por pressão, úlceras de membros inferiores, deiscências de suturas, lesões dermatológicas, queimaduras, entre outros.

c) **Levantamento bibliográfico e avaliação da literatura:** deve ser feito de acordo com os resultados obtidos nos tópicos acima. Por exemplo: se você tem um índice elevado de pacientes cirúrgicos com deiscência de suturas, a abordagem para a equipe deve ser feita em cima de estudos voltados para esse tipo de problema, assim como problemas relacionados ao processo de cicatrização, ou índice muito elevado de pacientes com ulcera por pressão. Por isso são importantes a análise e o levantamento de dados dos tópicos anteriores e a revisão sistêmica das literaturas estudadas inicialmente.

d) **Avaliação e pesquisa de materiais:** é de extrema importância o contato com fornecedores que trabalham com produtos e materiais de cobertura para todos os tipos de lesões de pele. Esses produtos devem ser testados e avaliados com cautela, deve ser desenvolvido um projeto de custo/benefício tanto para o paciente como para a instituição e isso deverá servir como base para os protocolos que deverão ser implantados.

2.3 DESENVOLVIMENTO E IMPLANTAÇÃO DE PROTOCOLOS E DIRETRIZES CLÍNICAS

Esta etapa do processo vem em seguida aos tópicos levantados acima, ou seja, a seleção de pessoal e o diagnóstico da situação. É nessa etapa que se inicia o planejamento dos protocolos e diretrizes a ser seguido. É necessário que as diretrizes estejam encaixadas na realidade da instituição e dos profissionais que integram a equipe. Veremos no Capítulo 7 o desenvolvimento das diretrizes.

Com relação aos protocolos, devem estar embasados nas análises dos estudos realizados sobre o público-alvo e a instituição.

O ideal é que para cada tipo de lesão seja criado um protocolo de prevenção e de tratamento. Atualmente, o que mais se vê nas instituições são basicamente três tipos de protocolo, sendo eles:

a) Protocolo de prevenção para UPP – úlcera por pressão.
b) Protocolo de avaliação e tratamento de UPP – úlcera por pressão.
c) Protocolo de orientação aos cuidadores de pacientes com risco ou portadores de UPP – úlcera por pressão.

Deve-se ter o cuidado de observar as características específicas de cada paciente e é indispensável que a avaliação inicial seja do enfermeiro. Sabemos que há divergência de opiniões entre profissionais, mas a avaliação da ferida e o tratamento deve ser indicação do enfermeiro. Dessa forma, a implantação dos protocolos ocorre de maneira segura e eficiente.

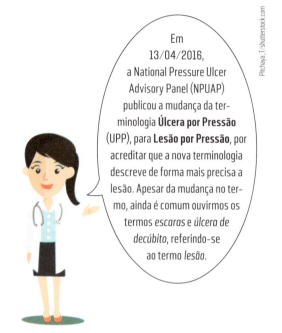

Em 13/04/2016, a National Pressure Ulcer Advisory Panel (NPUAP) publicou a mudança da terminologia **Úlcera por Pressão** (UPP), para **Lesão por Pressão**, por acreditar que a nova terminologia descreve de forma mais precisa a lesão. Apesar da mudança no termo, ainda é comum ouvirmos os termos *escaras* e *úlcera de decúbito*, referindo-se ao termo *lesão*.

2.4 PADRONIZAÇÃO DE MATERIAIS PARA PREVENÇÃO E TRATAMENTO

A padronização de materiais acontece partindo dos estudos e análises realizados no início do projeto para a criação dos protocolos.

É de responsabilidade da comissão garantir a qualidade desses materiais por meio de comprovação científica de sua eficácia, levando em consideração o registro Anvisa, o registro do Ministério da Saúde e os testes de irritabilidade. Todos esses critérios devem ser informados pelo fabricante ou fornecedor do produto.

Todo material que se encaixar nas exigências de "teste" estabelecido pela equipe interdisciplinar deve ter uma ficha de avaliação, que deverá ser preenchida pelo profissional que realizar o curativo e na qual deve-se relatar o desempenho do produto, justificando sua aprovação ou não.

Após esse processo de teste e análise, a comissão deve elaborar um parecer técnico, encaminhando para o setor de compras da instituição, aprovando ou não a compra do material.

CAPÍTULO 2

O parecer técnico deve ser soberano e ser respeitado pelas outras equipes de apoio. Deve também ser validado pela Comissão de Controle de Infecção Hospitalar (CCIH) e diretoria da instituição.

2.5 DOCUMENTAÇÃO – REGISTRO DE PRONTUÁRIO

Sabemos que os registros em prontuários são de extrema importância para continuidade dos serviços e segurança do paciente e do profissional que o atende. É por meio desses registros que estabelecemos um vínculo entre os membros da equipe, o repasse de informação do serviço prestado ao paciente e a evolução da lesão presente neste.

Os registros devem ser feitos ao término de cada atuação de um profissional e devem ser legíveis e de fácil entendimento entre toda a equipe.

Pontos básicos a serem observados nessa documentação:

a) O prontuário é confidencial, de aspecto legal e de acesso à toda a equipe de profissionais da instituição.

b) O registro dessa documentação é também utilizado no aspecto da responsabilidade técnica de qualquer profissional envolvido, podendo ser solicitado por parte judicial ou mesmo pela comissão de ética da instituição.

c) São constantemente solicitados por equipes de auditoria de planos de saúde para análise.

d) São solicitados para fins de conhecimentos científicos.

e) Garantem o registro das atividades desenvolvidas por toda a equipe e seu paciente.

Pontos a serem observados pertinentes à equipe de enfermagem:

f) Ações e condutas de caráter técnico devem estar checados na prescrição de enfermagem, como a troca de curativo. A evolução deve ser diária, ou a cada troca realizada.

g) As queixas do paciente referentes às lesões devem ser anotadas diariamente.

h) O produto utilizado para realizar o curativo deve estar checado e, consequentemente, registrado na evolução diária, considerando que ambos os registros garantem a identificação do produto que está sendo utilizado.

i) Considera-se também importante registrar o estado geral do paciente, e não somente o aspecto da lesão.

2.6 AVALIAÇÃO DOS RESULTADOS

A avaliação é um processo contínuo, que envolve documentação, comunicação, registros, resultados obtidos e, principalmente, continuidade na implantação dos protocolos. De nada adianta traçar protocolos e não os colocar em prática ou segui-los. Monitorar os resultados também implica a qualidade destes.

28

Deve-se pôr em prática também a avaliação estatística de resultados, devendo ser apresentada à administração da instituição, garantindo o reconhecimento da equipe interdisciplinar e, principalmente, justificando o investimento destinado a esse projeto.

2.7 ROTEIRO PARA ELABORAÇÃO DE PLANO ASSISTENCIAL DE ENFERMAGEM

Em virtude da implementação de rotinas e procedimentos a partir da Sistematização de Assistência de Enfermagem (SAE), veremos a seguir um roteiro breve para a elaboração do plano assistencial de enfermagem aos portadores de lesão de pele.

a) **Histórico:** identificação das necessidades do paciente, que pode incluir:
   - Avaliação física e psicossocial.
   - Levantamento de dados pessoais e familiar.
   - Manifestação da doença.
   - Noções de autocuidado.
   - Influência de fatores ambientais.
   - Avaliação da percepção de saúde pelo paciente.
   - Avaliação da relação paciente e doença.
   - Avaliação das limitações decorrentes das necessidades afetadas pela lesão.

b) **Exame físico:** deverá ser realizado pelo enfermeiro da equipe, na consulta de enfermagem. Deve-se padronizar uma ficha para o exame físico que contenha informações que sejam relevantes a todos os profissionais da equipe.

c) **Diagnóstico:** o diagnóstico deve ser realizado considerando o histórico e a identificação do problema com relação ao cliente/família/doença.

d) **Identificação dos objetivos do tratamento:** os objetivos esperados devem estar relacionados com os protocolos implantados e devem seguir parâmetros individuais, ou seja, deve-se considerar a particularidade de cada paciente, e esse objetivo deve ser percebido na coleta de dados no início do processo. Deverão ser traçados de acordo com o diagnóstico o compromisso da equipe, o compromisso da família e o compromisso do próprio paciente. O paciente deve estar ciente da forma de tratamento que lhe será aplicada e da importância de seu comprometimento.

e) **Elaboração do plano de cuidados da enfermagem:** deve ser feita com base na Sistematização de Assistência de Enfermagem (SAE), a partir de análise dos dados colhidos e da identificação das necessidades do paciente. Algumas ações são imprescindíveis e entre elas destacamos:
   - Documentar o plano de cuidados e anexar ao prontuário do paciente.
   - Envolvimento de toda a equipe de enfermagem, juntamente com familiares, no processo da doença, da terapêutica e a responsabilidade de cada um.
   - Encaminhar o paciente a grupos de apoio, quando necessário.

f) **Evolução de enfermagem e registro:** é a partir dos registros feitos diariamente que podemos avaliar a eficácia do tratamento implantando. Deve-se criar um formulário próprio para a equipe interdisciplinar, com espaços para anotações específicos para cada especialidade. De maneira geral, as principais informações devem ser:

- Identificação do paciente.
- Informações relacionadas à doença de base.
- Característica da lesão.
- Presença de edema e dor no membro que tem a lesão.
- Registro diário da evolução do curativo, contendo anotação da técnica e do tipo de produto utilizado.
- Assinatura do profissional responsável pelo atendimento.

O registro deve ser feito de maneira sistemática, contemplando a relação qualidade/tempo/custo do cuidado × resultado obtido. Dessa forma, será possível observar a evolução do trabalho e se os objetivos estão sendo atingidos.

As anotações de enfermagem devem ser compartilhadas com o paciente e seu familiar, para que ambos possam acompanhar a evolução do trabalho.

Capítulo

3

CONTROLE DE INFECÇÃO E BIOSSEGURANÇA

Neste capítulo, você estará apto a:

- Compreender que controle de infecção e biossegurança são temas relevantes ao controle e à prevenção de feridas.

- Entender a influência das normas de biossegurança na prevenção e controle das infecções, assim como a responsabilidade das CCIH nas instituições.

CAPÍTULO 3

Para o controle geral das infecções hospitalares, especialmente quando tratamos de infecções em lesões de pele, a identificação do processo infeccioso deve ser completa e abranger o paciente como um todo.

Na maioria das vezes, as infecções são endógenas, nas quais o próprio organismo tem a capacidade de reagir contra a infecção, cabendo à Equipe Multidisciplinar de Saúde (SEM) oferecer e criar condições para sua recuperação num curto espaço de tempo, com qualidade e eficiência.

Nos hospitais, a Comissão de Controle a Infecção Hospitalar (CCIH) é uma equipe de assessoria para controle desses casos e apoio à Equipe Multidisciplinar de Saúde (SEM). Está regulamentada pela Portaria nº 2.616/1998 do Ministério da Saúde e se torna fundamental no controle dos microrganismos patogênicos associados aos casos de infecção hospitalar.

> **Lembrete!**
> A CCIH e a EMS são formadas por profissionais da própria instituição e têm caráter decisivo nas ações de segurança tanto dos profissionais como dos pacientes.

Compete à CCIH, entre inúmeras outras atividades que lhe pertencem, controlar as infecções nos diversos tipos de feridas, quer sejam agudas ou crônicas, cirúrgicas ou não cirúrgicas, definindo junto à EMS a melhor forma de tratamento e prevenção para que novos casos não reapareçam e para que as complicações não se estendam.

3.1 COMISSÃO DE CONTROLE DE INFECÇÃO HOSPITALAR (CCIH) E SERVIÇO DE CONTROLE DE INFECÇÃO HOSPITALAR (SCIH)

São constituídos por membros da equipe médica, enfermagem, farmácia, microbiologia e administração da instituição. Compostos por executores e consultores, são representados por membros do SCIH responsáveis por programas específicos para o controle da infecção hospitalar.

O Serviço de Controle de Infecção Hospitalar (SCIH) funciona como um núcleo da Comissão de Controle de infecção hospitalar e tem como função:

a) Atuar de forma ativa na prevenção e controle das infecções.

b) Elaborar e instituir medidas de controle aos procedimentos invasivos ou terapêuticos.

c) Analisar dados obtidos pelo sistema de vigilância diário.

d) Buscar ativamente resultados de cultura.

e) Controlar antibióticos e quimioterápicos não propostos em protocolos de rotina.

f) Visitar diariamente as Unidades de Terapia Intensiva (UTI) e periodicamente as demais unidades de internação.

g) Vigiar o censo diário em busca de casos suspeitos.

CONTROLE DE INFECÇÃO E BIOSSEGURANÇA

3.1.1 Conceito de Infecção hospitalar

A Portaria MS nº 2.616/1998 atribui infecção hospitalar a qualquer infecção adquirida após uma internação e que se manifeste durante a internação ou mesmo após a alta do cliente, podendo estar relacionada com seu período de hospitalização.

A infecção hospitalar é uma das principais causas de mortalidade entre os pacientes hospitalizados. Ela se inicia de um desequilíbrio existente entre os tecidos colonizados do hospedeiro – paciente, que sofre interação da doença e das alterações provocadas por determinados procedimentos invasivos ou apenas terapêuticos.

3.1.2 Atribuições da CCIH

As Comissões de Controle de Infecção Hospitalar (CCIH) devem seguir e cumprir algumas determinações e competências dentro das instituições em que atuam. Entre elas, destacamos:

a) Elaborar, efetivar, manter e avaliar o programa de controle de infecção hospitalar.

b) Efetivar e supervisionar as normas, rotinas e protocolos institucionais.

c) Capacitar os profissionais da instituição quanto a busca, prevenção e controle das infecções.

d) Reduzir os riscos de infecção aos clientes internados, possibilitando uma melhora na qualidade da assistência.

e) Realizar busca ativa, visando o controle e a proliferação das infecções.

3.2 FATORES DE RISCO PARA INFECÇÃO

Alguns fatores de risco tornam os pacientes mais suscetíveis às infecções, sendo necessário que o profissional da área da saúde tenha entendimento e conhecimento desses fatores, determinando assim as ações a serem tomadas para o controle da situação.

Vejamos a seguir alguns desses fatores:

a) **Idade:** pacientes com idade superior a 65 anos e portadores de comorbidades associadas, como hipertensão arterial e diabetes *mellitus*, estão mais suscetíveis às infecções. Fatos esses decorrentes da alteração da resposta autoimune, circulação sanguínea insuficiente, dificuldade de cicatrização de pequenos ferimentos, entre outros. Outro agravante vem a ser a depressão e o afastamento social ao se hospitalizar, muitas vezes não aceito pelo paciente.

b) **Medicamentos:** alguns medicamentos têm como mecanismo de ação a alteração do sistema imunológico, podendo causar efeitos não desejáveis ao paciente. Exemplo: corticoides e quimioterápicos.

CAPÍTULO 3

c) **Imunossupressão:** pacientes imunodeprimidos estão mais suscetíveis às infecções e devem ter tratamento diferenciado. Lembrando que as imunossupressões estão divididas em primária e secundária; as **primárias** compreendem alterações genéticas que levam ao comprometimento do sistema imunológico, alterando o mecanismo de defesa orgânica, e as **secundárias** ocorrem quando sofrem ação da administração de imunossupressores para tratamento de outras doenças.

d) **Neoplasias malignas:** os tratamentos realizados com pacientes portadores de neoplasias levam à depressão do sistema imunológico, alterando sua imunidade.

e) **Traumas:** dois tipos de trauma preocupam as equipes de CCIH – os politraumas e os queimados. Ambos facilitam a instalação da infecção hospitalar. O **politrauma**, por causar muitas vezes grande perda de tecido cutâneo, podendo também exigir a utilização de drenos e sondas, bem como procedimentos invasivos, afetando também a mobilidade do paciente. Já o **queimado** sofre grande perda tegumentar, o que possibilita uma alteração cutânea significativa, podendo ocorrer colonização de microrganismos no local.

f) **Procedimentos invasivos:** exercem influência direta nos mecanismos da infecção. São portas de entrada para microrganismos, quer sejam procedimentos invasivos de caráter cirúrgico, quer não (como exemplo, sondagens). Estão diretamente ligados ao tempo de exposição do paciente a ser submetido ao tratamento proposto.

3.3 INFECÇÃO E CONTAMINAÇÃO DE FERIDAS

Quando se avalia um paciente portador de ferida, devem-se associar os fatores de risco ao tratamento a ser proposto, pois eles podem interferir direta ou indiretamente no plano de ação a ser traçado.

Os fatores de risco alteram o metabolismo, a imunidade e a resposta imunológica, quer seja por fatores fisiológicos, como a idade, ou patológicos, como as doenças de base ou procedimentos invasivos. Alterando esses fatores, consequentemente a resposta do tratamento sofrerá interferência.

Vejamos a seguir as definições de infecção, colonização e contaminação de feridas, o que pode ser facilmente confundido na avaliação dessas feridas:

a) **Contaminação:** ocorre quando há presença de microrganismos sobre a superfície epitelial, sem que, portanto, ocorra invasão tecidual e reação fisiológica do local.

b) **Colonização:** acontece quando há a presença de bactérias em fase de reprodução, havendo a relação de dependência metabólica com o hospedeiro, formando assim as colônias.

c) **Infecção:** ocorre quando há a interação metabólica, a reação inflamatória e a reação de imunidade.

É de extrema importância que o profissional de enfermagem saiba diferenciar essas etapas, pois para cada etapa há uma conduta a ser tomada. É importante saber a hora de tratar uma infecção ou apenas monitorar um estado de colonização das feridas, evitando assim sua proliferação.

CONTROLE DE INFECÇÃO E BIOSSEGURANÇA

3.4 CONDUTAS BÁSICAS PARA O CONTROLE DA INFECÇÃO

Em decorrência da exposição das feridas ao meio externo, algumas condutas devem ser tomadas pelo profissional ao tratar esses ferimentos. Destacamos a seguir duas condutas básicas: a lavagem e degermação das mãos e a proteção destas por meio do calçamento das luvas, ambas para manipular e tratar essas feridas.

3.4.1 Lavagem e degermação das mãos

É a principal conduta a ser tomada para o controle das infecções. Trata-se de uma conduta simples, de baixo custo e que deve ser praticada como rotina diária de todos os profissionais.

A **lavagem** das mãos consiste num meio mecânico de remoção de sujidade, reduzindo a microbiota transitória. É o meio mais eficaz na prevenção e redução das infecções hospitalares. Deve ser realizada antes e após cada procedimento realizado ou contato com qualquer paciente, independentemente de seu diagnóstico. Já a **degermação** reduz a microbiota residente e a eliminação da microbiota transitória.

Veja a seguir a técnica de lavagem e degermação das mãos:

a) Retirar anéis, pulseiras, relógios e outros adereços das mãos e pulsos.

b) Posicionar-se à frente do lavatório, com o cuidado de não encostar o corpo nele mesmo.

c) Abrir a torneira e molhar as mãos, no sentido dos pulsos para os dedos.

d) Colocar o sabão líquido na palma de uma das mãos, ensaboando-as em seguida.

e) Fazer fricções durante 15 a 20 segundos, em cada um dos seguintes movimentos (concentre-se na lavagem, não em contar os segundos): palma a palma, interdigitais, palma esquerda sobre dorso da mão direita e vice-versa, polegares direito e esquerdo com movimentos rotativos em torno dos mesmos, fricção da ponta dos dedos da mão direita na palma da mão esquerda e vice-versa, e finalizar com movimentos rotativos em torno dos punhos.

f) Enxaguar as mãos e os punhos. Note que o sentido é inverso do início da técnica, que começa dos punhos para os dedos. Nesse enxague, o sentido é dos dedos para os punhos, sem esfregar, apenas enxaguar.

g) Enxugue com papel toalha ou compressa estéril, sem friccionar a pele.

h) Se houver necessidade de fechar a torneira com as mãos, utilize o mesmo papel toalha ou compressa que usou para secar as mãos. Não coloque as mãos sem proteção nas torneiras. Caso isso aconteça, o processo deverá ser iniciado novamente.

i) Despreze o papel toalha ou compressa no local indicado.

j) Mantenha o local em ordem.

CAPÍTULO 3

Observe o passo a passo na Figura 3.1:

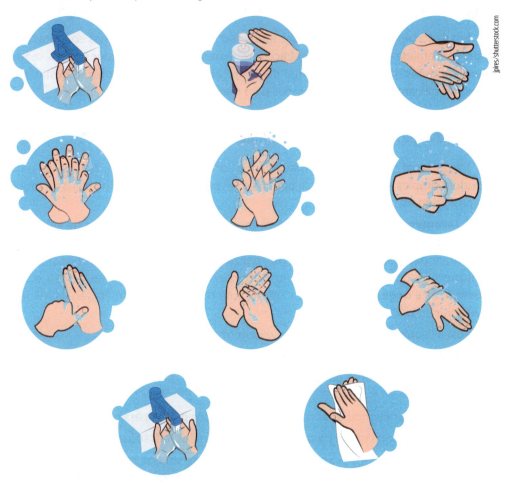

Figura 3.1 – Lavagem e degermação das mãos.

3.4.2 Técnica de calçamento de luvas

É a segunda técnica mais comum para proteção e controle da infecção, além de evitar a contaminação através das mãos.

As luvas têm tamanhos diferentes e são feitas de materiais variáveis, como látex, silicone ou plástico. Podem ser entalcadas ou não. Cada tipo de luva é indicado para um tipo de procedimento. Independentemente do material com que foi fabricada e da marca, deve garantir a segurança dos profissionais e dos pacientes, assim como a eficácia do controle das infecções.

Veja a seguir a descrição da técnica:

a) Escolha o tamanho adequado das luvas para suas mãos. A numeração é variável entre 6,0 a 9,5.

b) Após lavagem das mãos conforme técnica descrita anteriormente, abra o pacote de luvas sobre uma superfície plana e limpa.

c) Segure a luva da mão direita pela dobra do punho com a mão esquerda, elevando-a automaticamente.

d) Insira a mão direita dentro da luva, mas não deixe a luva tocar a roupa ou qualquer parte da superfície. Apenas o invólucro da mesma pode ser tocado sobre a superfície. Fique atento, caso contrário, a luva será contaminada e o processo deverá ser reiniciado (Figura 3.2).

e) Eleve a luva esquerda, introduzindo os dedos da mão enluvada dentro do punho que está dobrado da luva esquerda.

f) Introduza a mão esquerda dentro da luva e desdobre o punho desta. Faça os ajustes nas duas mãos, visto que ambas estão enluvadas, e ajuste dedos e punhos (Figura 3.3).

g) Outro método de calçamento das luvas está diretamente ligado à equipe, em que um auxiliar segura a luva aberta para o colega.

h) Após o procedimento, as luvas devem ser retiradas imediatamente; e as mãos, lavadas novamente.

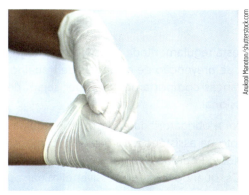

Figura 3.2 – Calçamento das luvas.

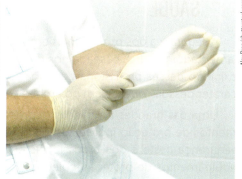

Figura 3.3 – Ajuste dos dedos.

3.5 TRATAMENTO DAS INFECÇÕES INSTALADAS EM FERIDAS

A eficácia do tratamento de feridas depende de alguns fatores, como o estado geral do paciente, o estado nutricional, o resultado de culturas já realizadas e o tipo de germe detectado.

É importante saber que alguns agentes antimicrobianos de uso tópico, muitas vezes, são impotentes no tratamento de feridas crônicas, pois não atingem a penetração necessária, contudo não causam efeitos desejáveis. Já os agentes antimicrobianos solúveis em água, como o caso da sulfadiazina de prata e outros, têm uma boa aceitação nesses casos. Veremos mais sobre esse assunto adiante.

CAPÍTULO 3

A avaliação de feridas deve ser feita por uma equipe multidisciplinar, preferencial-mente por enfermeiro com especialização em estomoterapia, e, em seguida, ser tra-çado o plano de cuidados.

Alguns protocolos não recomendam o uso de an-timicrobianos tópicos ou antissépticos nas úlceras crônicas, mas para os casos de infecção local indicam o uso de antimicrobianos sistêmicos. É importante lembrar que tanto o uso de antimicrobiano tópico ou sistêmico continuado podem elevar a resistência da bactéria e, consequentemente, a alteração no perfil da microbiota.

Todos os casos devem ser acompanhados, quer seja com avaliação sistêmica ou com exames do tipo antibiograma e cultura, evitando assim o desgaste na-tural do paciente ao tratamento e a ineficácia deste.

> **Lembrete!**
>
> As condutas descritas estão sujeitas a modificações por protocolos específicos de cada instituição, devendo ser aprovados pela SCIH e CCIH. Os materiais envolvidos para essas técnicas devem ter aprovação da CCIH.

3.6 RISCOS OCUPACIONAIS E BIOSSEGURANÇA NA ÁREA DA SAÚDE

A segurança dos profissionais em saúde está regulamentada pelas Normas Regu-lamentadoras (NRs), baseada nos princípios de prevenção de acidentes de trabalho, exigindo desses profissionais algumas mudanças comportamentais, quer sejam de caráter pessoal, quer sejam no âmbito profissional.

Uma das grandes mudanças ocorridas foi a obrigatoriedade do uso de equipa-mentos de proteção individuais, os EPIs, tanto na assistência ao paciente como na segurança deste e dos profissionais envolvidos. Podemos contar também com os equipamentos de proteção coletiva, os EPCs, quando não for possível eliminar ou controlar o risco na fonte.

Outras mudanças vieram para simplificar a conduta da equipe multidisciplinar no tratamento e assistência aos pacientes, independentemente do diagnóstico ou de casos suspeitos de infecção, como, por exemplo:

a) Simplificação nas medidas de isolamento, que passaram a ter apenas duas ca-tegorias, **precaução padrão** e **precaução por rota de transmissão** – esta inclui transmissão aérea, gotículas e contato.

b) Imunização dos profissionais para as seguintes doenças: hepatite B – vacinação obrigatória para os profissionais da saúde, tétano, influenza e outras.

A principal fonte de transmissão de microrganismos em ambiente hospitalar con-tinua sendo as doenças infectocontagiosas, porém o contato direto dos profissionais com fluidos corpóreos durante procedimentos invasivos ou não, ou simplesmente pelo fato de manipular artigos e superfícies contaminadas, ainda representam uma grande fonte de contaminação.

38

CONTROLE DE INFECÇÃO E BIOSSEGURANÇA

É para reduzir esses casos de infecção e contaminação que a biossegurança tem grande influência, fazendo com que os profissionais adotem medidas e normas de segurança, visando a manutenção da saúde dos pacientes, visitantes e dos próprios profissionais.

Simultaneamente às normas de biossegurança, o controle biológico de microorganismos em superfícies e em artigos de uso hospitalar através de limpeza, desinfecção e esterilização deve ser feito com vigor.

Os riscos ocupacionais em saúde ganham destaque, pois envolvem a manipulação de resíduos sólidos, produtos químicos e também os riscos físicos e ergonômicos.

Vejamos a seguir as características que envolvem cada um desses riscos:

a) **Riscos biológicos:** são os mais comuns e presentes no ambiente de cuidados aos pacientes. Estão relacionados aos agentes microbianos causadores de doenças transmissíveis agudas ou crônicas. A enfermagem compreende a classe de profissionais que estão mais vulneráveis a esses riscos em virtude do contato direto com o paciente por mais tempo de exposição. As vias aéreas superiores e os olhos são a principal porta de entrada para esses microrganismos. Um exemplo comum desse tipo de contaminação é o ferimento por material perfurocortante, como agulha, lâmina de bisturi e outros, que acabam ferindo e contaminando o profissional, principalmente se este não estiver utilizando o EPI adequado para tal ação de trabalho.

> **Lembrete!**
> Todo material perfurocortante deve ser descartado imediatamente após seu uso, em descarte próprio, **sem** reencapá-lo, entortá-lo ou destruí-lo.

b) **Riscos físicos:** tratam-se de riscos causados por radiação, por exemplo: raios-X, raio gama, prótons e nêutrons, demandados de exames radiológicos e afins. Os profissionais envolvidos nessa área devem ter controle rigoroso de saúde, uma vez que essas radiações podem ao longo dos anos levá-los a ter comprometimento com carcinomas.

c) **Riscos químicos:** são considerados os líquidos, gases, aerossóis, poeira e vapores, que entram em contato diariamente com as vias aéreas superiores, olhos e pele dos profissionais envolvidos. Como exemplo desse risco, podem-se destacar: agentes do tipo glutaroldeído, formaldeído, medicamentos do tipo citostáticos (quimioterápicos), anestésicos voláteis e outros. Tratam-se de substâncias irritantes e tóxicas, que podem trazer consequências sérias como redução da fertilidade, malformação congênita e aborto.

d) **Riscos ergonômicos:** são todos os equipamentos e materiais que fazem parte da segurança dos profissionais. Consideramos desde os mobiliários do local de trabalho até os EPIs utilizados. Todos esses materiais e equipamentos devem estar em perfeitas condições de uso e sintonia com o profissional, evitando-se assim riscos gravíssimos. Todas as instituições devem obedecer às condições de segurança e conforto previstas e estabelecidas nas NRs – Normas Regulamentadoras brasileiras.

Nas Figuras 3.4 e 3.5, destacamos os riscos que mais causam problemas aos profissionais de saúde. Observem os esquemas de aprendizado e fiquem atentos às normas que regulamentam a segurança dos profissionais e do ambiente de trabalho:

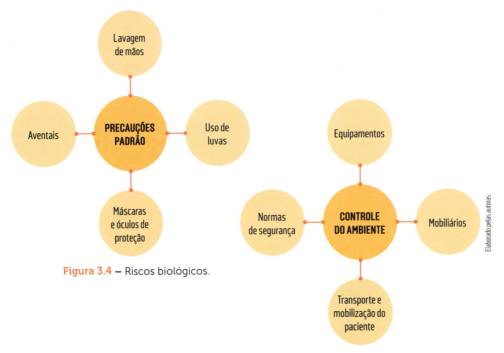

Figura 3.4 – Riscos biológicos.

Figura 3.5 – Riscos ergonômicos.

3.7 TERMOS TÉCNICOS UTILIZADOS PARA INFECÇÃO E BIOSSEGURANÇA

a) **Acidente:** evento súbito e inesperado, que interfere nas condições normais de rotina do trabalhador, causando danos ao profissional e ao meio em que está inserido.

b) **Antissepsia:** procedimento realizado pelo profissional que inibe o crescimento de microrganismos da pele e mucosa, através de substâncias antissépticas. Essa medida é aplicada para diminuir e prevenir o crescimento de microrganismos. O agente mais utilizado é do tipo germicida.

c) **Antisséptico:** substância utilizada para inibir ou destruir os microrganismos. É aplicada por via tópica.

d) **Assepsia:** conjunto de medidas utilizado para reduzir o número de microrganismos, evitando assim sua disseminação ou contaminação de determinada superfície ou de um objeto de uso profissional.

e) **Biossegurança:** é um conjunto de estudos e procedimentos, que visam evitar ou controlar os riscos provocados pelo uso de agentes químicos, físicos e biológicos à biodiversidade.[1]

f) **Busca ativa:** trata-se de coleta de dados e informações, que deve preceder ao uso de antibioticoterapia. Deve ser realizada desde a limpeza dos mobiliários e ambiente, coletando amostras desses locais, e dos pacientes, como hemoculturas, trato respiratório, ponta de cateteres e outros. Antes da coleta, deve-se realizar antissepsia da pele e seguir a técnica de coleta estipulada pela CCIH de forma precisa, assim como o transporte deve ser adequado, evitando assim resultados suspeitos ou errados.

g) **Busca passiva:** trata-se da busca de novos casos de infecção. É realizada por enfermeiros e médicos, que se envolvem diretamente nos cuidados do paciente. Para esse tipo de busca é utilizado formulários próprios da CCIH e revisão sistêmica dos prontuários.

h) **Coletas:** é a coleta propriamente dita do material possível de conter microrganismos. Existem diversos tipos de coleta. Entre elas destacamos: coleta de material em feridas já instaladas, coleta para hemocultura, coleta para urocultura de urina, coleta do trato respiratório, coleta de ponta de cateter, coleta externa.

i) **Descontaminação:** remoção de qualquer tipo de agente contaminante, quer seja químico, físico ou biológico.

j) **Desinfecção:** processo realizado para eliminação ou destruição de microrganismos na forma vegetativa presente nos artigos e objetos inanimados,[1] quer sejam patogênicos ou não. Pode ser realizada com agentes físicos ou químicos, podendo ser de **baixo nível** – desinfecção que não extermina os microrganismos resistentes, apenas elimina vírus, fungos e algumas bactérias na forma vegetativa; **médio nível** – elimina bactérias vegetativas, microbactérias, grande parte de fungos e vírus; ou **alto nível** – elimina todos os tipos de microrganismo e alguns tipos de esporos bacterianos.

k) **Esterilização:** processo de destruição de todas as formas de vida microbiana, mediante a aplicação de agentes físicos ou químicos.[1] [2] [4]

l) **Normas de biossegurança:** são normas do Ministério da Saúde relacionadas à proteção dos profissionais de saúde e de seus clientes, principalmente quando em contato com líquidos e secreções orgânicas e materiais perfurocortantes.[1]

m) **Patogenicidade:** capacidade de um agente biológico causar doença em um hospedeiro suscetível.

n) **Protocolo:** termo utilizado para regularizar normas, padrões e esquemas referentes a condutas e procedimentos realizados dentro de uma instituição.[1]

o) **Precauções padrão:** são cuidados preventivos para se evitar contaminação no cliente e no seu meio ambiente.[1]

p) **Reservatório:** qualquer ambiente ou pessoa, animal, objeto ou substância, em que um agente biológico pode resistir, crescer e multiplicar, de modo a ser transmitido a um hospedeiro.

CAPÍTULO 3

q) **Vetor:** organismo que transmite um agente biológico de uma fonte de exposição ou reservatório a um hospedeiro.[1] [4]

r) **Vias de entrada:** trata-se de um órgão ou tecido por onde o agente pode se instalar no organismo. As vias são: cutânea, percutânea, parenteral, contato direto com mucosas, respiratória e oral.

s) **Vias de transmissão:** trajeto feito pelo agente biológico, desde a fonte de exposição até o hospedeiro. Pode ocorrer de duas formas: **direta** – transmissão direta do agente biológico, sem intermediação de veículos e vetores; e **indireta** – transmissão do agente biológico por meio de veículos e vetores.[1] [2] [4]

Capítulo

4

SUPORTE PSICOLÓGICO

Neste capítulo, você estará apto a:

- Conscientizar-se de que reestabelecer um indivíduo com doença é um problema que envolve toda a equipe interdisciplinar e de que, contudo, valorizar os aspectos psicológicos do portador de lesão de pele é uma das principais responsabilidades do psicólogo dentro dessa equipe.

- Conhecer a importância da autoestima no complexo tratamento do portador de lesão de pele.

A lesão de pele é um problema socioeconômico e também educacional, exigindo um complexo tratamento que envolve vários aspectos tanto dos profissionais envolvidos como do paciente a ser tratado.

A evolução do tratamento está diretamente ligada a fatores intrínsecos relacionados ao paciente, envolvendo principalmente seu estado emocional e psicológico.

A integridade da pele está diretamente ligada à aparência, o que compromete a autoestima relacionada à imagem, podendo ocorrer angústia no paciente caso ele não consiga aceitar o problema.

A psicologia trata diretamente esses assuntos, incluindo a avaliação que o indivíduo faz dele mesmo desde o início do tratamento, ajudando-o a superar essas barreiras e fortalecendo sua evolução no tratamento.

Veremos a seguir alguns fatores que implicam diretamente no tratamento de portadores de lesão de pele e estão correlacionados ao estado emocional do paciente, que deve ter o apoio completo dos psicólogos.

AUTOESTIMA

Segundo Greg Sedikides (2003),[2] para a psicologia, a autoestima inclui a avaliação subjetiva que um indivíduo faz de si mesmo: intrinsicamente positiva ou negativa, em algum grau. A autoestima pode envolver crenças (serei bem visto ou mal visto?), emoções (orgulho ou vergonha) e diferenças de comportamento (confiança ou cautela). Pode também ser construída como uma característica permanente de personalidade ou passageira. Está relacionada diretamente com a dimensão com que o paciente vê o seu problema, podendo ter períodos de fragilidade.

A autoestima tem sua formação na infância, exercendo influência na fase adulta do indivíduo, podendo ser abalada por falta de conhecimento de pessoas que convivem diretamente com o indivíduo ou por ele próprio.

A autoestima, juntamente com o amor próprio, funciona como base para qualquer ser humano.[2] Representa a cura para todas as dificuldades e sofrimentos, bem como para todas as doenças de origem emocional.[2]

ANSIEDADE E DEPRESSÃO

São duas doenças, com características diferentes, que podem estar relacionadas uma à outra e que têm influência direta no tratamento de portadores de lesão de pele. Se não tratadas, concomitantemente ao tratamento, podem desencadear outros fatores que interferem de modo geral na evolução do estado psicológico do indivíduo e de seu problema tegumentar.

SUPORTE PSICOLÓGICO

4.2.1 Ansiedade

É uma situação, restrita a um determinado contexto, podendo ser relativamente curta, na qual o indivíduo se adapta à situação que está vivenciando. A ansiedade provoca tensão, apreensão, nervosismo,[9] desconforto em todos os sentidos, sensação de que tudo vai dar errado e de que coisas ruins deverão acontecer. Esses sintomas tendem a oscilar dependendo da evolução do tratamento.

As preocupações mais frequentes desses indivíduos são em relação a si mesmo e seus familiares mais próximos.[9] No caso de portadores de lesão de pele, a preocupação aumenta, pois tendem a acreditar que seus familiares podem se sentir constrangidos com o seu problema.

Características da ansiedade:

a) **Sinais e sintomas:** geralmente, o indivíduo apresenta três ou mais sintomas,[9] como cansaço, dificuldade de concentração, falhas de memória, irritabilidade, tensão muscular, dificuldade para relaxar, alterações do sono.

b) Não deve estar relacionada a outro distúrbio psiquiátrico.

c) **Sintomas físicos:** sudorese excessiva, náuseas, diarreia, boca seca, mãos e pés frios e úmidos, sensação de "bolo" na garganta,[9] aumento dos batimentos cardíacos.

4.2.2 Depressão

É uma doença que altera o equilíbrio do ser, distorcendo toda sua visão de mundo.[9] A emoção sempre subjuga a razão.[9]

O indivíduo tem consciência do correto, do bom, mas não consegue mudar seu humor em relação à situação.

Características da depressão:

a) **Sinais e sintomas:** desânimo e tristeza aparente, quietude, incômodo com o barulho, insônia ou distúrbios no sono, perda da concentração, fadiga.

b) Tendência a se isolar de todos e de todas as situações.

c) Desinteresse pelas atividades que praticava.

d) Sentimento de inferioridade.

e) Tendência a pensamentos suicidas.

f) **Outros sintomas que podem aparecer:** choro frequente, irritabilidade, inquietação, dificuldade para iniciar uma atividade que antes fazia com frequência, cansaço físico, queixa de dores no corpo.

Tipos de depressão:

a) **Transtorno afetivo unipolar:** quando apresenta somente a fase depressiva.

b) **Transtorno afetivo bipolar:** quando apresenta fases depressivas e maníacas.

CAPÍTULO 4

c) **Atípica:** quando ocorre reatividade do humor, ganho de peso, hipersônia e sensibilidade à rejeição pessoal.

Quanto ao grau, pode ser leve, moderada, ou grave, variando conforme a intensidade do problema.

Ultimamente, o termo *depressão* tem ganhado destaque na mídia, podendo ser confundido com tristeza. Dessa forma, para se fazer o diagnóstico correto é imprescindível a avaliação de um médico. O psicólogo saberá o momento certo de encaminhar esse paciente para ajuda do profissional e orientá-lo nas questões pertinentes ao diagnóstico.

4.3 MOTIVAÇÃO

É uma condição do organismo que influencia a direção para se atingir um objetivo. É o que chamamos de impulso interno que nos leva à ação.

Na psicologia, a principal questão é o "porquê" do indivíduo se comportar de determinada forma para aquela determinada situação.

O estudo da motivação comporta uma busca de princípios gerais que podem nos auxiliar a compreender a razão pela qual o indivíduo está se comportando daquela maneira para aquela determinada situação, trazendo para si certas ações que antes não lhe eram cabíveis.

4.4 AUTOIMAGEM

Podemos definir a autoimagem como a visão que temos de nós mesmos, o nosso "retrato mental", baseado em experiências passadas, vivência, estímulos presentes e expectativas futuras.[10] No caso do portador de lesão de pele, inclui o tamanho da lesão, o aspecto desta e até o quanto seu corpo ficará alterado em consequência dessa lesão.

A aparência física, a força e a coordenação motora provocam reações, e o déficit de uma dessas características está diretamente relacionado à autoimagem, podendo gerar conflitos de inferioridade. Quando não se obtém êxito na construção de uma autoimagem, isso pode gerar uma inadequação entre outras áreas do comportamento humano, podendo afetar diretamente o tratamento da lesão de pele. É importante que o paciente esteja ciente e aceite as condições do tratamento por mais demorado que isso seja, e que ele possa contar com a ajuda de todos da equipe nessa construção do cuidado com a sua autoimagem.

A autoimagem é considerada "mutável" em virtude de fatores emocionais, sentimentais, estímulo cultural, doenças, problemas financeiros, entre outros. O cuidado com a autoimagem está diretamente relacionado a esses fatores e deve potencializar a sensação de bem-estar ao portador de lesão de pele.

4.5 CUIDADOS ESPIRITUAIS

Sabemos que a evolução no tratamento de lesão de pele tem sido muito discutida ultimamente, e com isso novas tecnologias surgem no decorrer do tratamento, muitas vezes fazendo com que a conduta do profissional possa ser alterada, quer seja por um tratamento mais benéfico ou menos custoso, tanto para paciente como para a instituição. Mas, para o paciente, nada disso seria possível sem o fortalecimento do cuidado espiritual a que ele se apega nesse momento.

A proposição dessas novas tecnologias no cuidado com a lesão de pele contribui para a melhoria das práticas, permitindo ao profissional um olhar sistematizado para o seu trabalho. Contudo, para o olhar do paciente, nada disso teria resultado se não fosse sua crença, suas orações e tudo mais que envolve seu fortalecimento espiritual como ser humano nesse momento. Essa crença, essa devoção deve ser respeitada por todos os profissionais da equipe, pois esta deve promover o bem-estar do paciente junto ao tratamento.

Cada paciente é único, individual e merece todo o respeito de toda a equipe, independentemente da religião ou crença que siga. É importante que a equipe o encoraje a seguir com sua crença durante o tratamento.

4.6 PAPEL DO ENFERMEIRO

A principal atividade do enfermeiro dentro da equipe interdisciplinar no tratamento de lesões de pele, além de desenvolver uma ação terapêutica e dar suporte ao paciente e seus familiares, é o de saber ouvir o paciente e alertar a equipe quanto às suas mudanças de atitudes e pensamentos.

Além das orientações verbais durante todo o processo de tratamento, são fundamentais as orientações por escrito e, para que o paciente e seu familiar visualizem as informações, elas devem ser claras e precisas. Esse recurso auxilia no processo de esclarecimento, facilitando o trabalho de toda a equipe.

A hospitalização também deve ser pensada e trabalhada junto ao paciente. Quando isso ocorre, o trabalho da equipe sofre uma "quebra", pois o tratamento será realizado por profissionais do setor onde irá se internar. Geralmente, as instituições têm equipes diferentes para cada atuação, ou seja, a equipe de tratamento ambulatorial não é a mesma que atua nas clínicas de internação, porém nada impede que ocorra comunicação entre as equipes e que a equipe que já vem tratando do paciente faça suas avaliações na clínica. É um trabalho em conjunto para o paciente. Essa situação também afeta o psicológico do paciente, pois ele já adquiriu certa confiança na sua equipe e, muitas vezes, isso pode trazer um retrocesso no tratamento. Todo cuidado nessa fase deve ser analisado e avaliado por ambas as equipes, prevalecendo o que for melhor para o paciente, sem ônus para a instituição.

CAPÍTULO 4

Pelo fato de o enfermeiro estar há mais tempo com o paciente, coloca-se nesse profissional uma carga maior de atributos, tanto no contato com o paciente como no contato com sua família. A personalidade do enfermeiro e seu amadurecimento frente às situações que envolvem o paciente portador de lesão de pele fazem com que aquele contribua com a evolução do tratamento.

É indispensável ao enfermeiro que siga o código de ética da categoria e tenha conhecimento suficiente em técnicas e tecnologias para tratamento de lesões de pele.

Devemos pensar no bem-estar emocional e nas necessidades emocionais do paciente, não existindo um enfoque geral e único, lembrando que cada paciente é um indivíduo.

Capítulo

5 SUPORTE NUTRICIONAL - CICATRIZAÇÃO, ENFERMAGEM E NUTRIÇÃO

Neste capítulo, você estará apto a:

- Saber que o estado nutricional é um fator primordial para que todo planejamento do tratamento de lesões de pele seja eficiente.

- Dominar o conhecimento sobre a importância da intervenção nutricional na assistência ao paciente portador de lesão de pele.

CAPÍTULO 5

Em nosso trabalho assistencial com pacientes com lesões de pele, devemos considerar as primícias de nossa profissão. No início da história da enfermagem, Florence Nightingale[1], em sua teoria ambientalista, nos mostra como foco principal para o bem-estar como um todo a alimentação, um elemento essencial ao processo de cura.

Em se tratando de regulamentação do exercício profissional de enfermagem em terapia nutricional, a equipe de enfermagem segue diretrizes para atuação com a finalidade de assegurar uma assistência de enfermagem competente e resolutiva.

Em relação aos cuidados com as lesões de pele ou feridas, temos resoluções atuais que regulamentam as competências da equipe sobre os cuidados prestados de cobertura e curativos. Esses cuidados são acompanhados e realizados por toda a equipe de enfermagem, auxiliares, técnicos e enfermeiros, quer seja no ambiente hospitalar, quer no domiciliar.

A abordagem inicial é sistematizada. Tem seu início na coleta de dados de enfermagem, diagnóstico de enfermagem, planejamento de enfermagem, implementação dos cuidados e evolução de enfermagem, e por meio de uma avaliação objetiva e simples a triagem nutricional, que é obrigatória (Portaria nº 131, de 8 março de 2005) segundo o Ministério da Saúde, sendo implantada nos hospitais na admissão de pacientes. Por meio dessa ação, são detectados sinais ou riscos de desnutrição.

Ao realizarmos a triagem nutricional, temos a possibilidade de precocemente intervir e iniciar nosso cuidado a nível multidisciplinar, o que possibilita o encaminhamento adequado e define intervenções primárias, melhorando o prognóstico do paciente hospitalizado.

A desnutrição hospitalar pode ser considerada a doença que mais comumente acomete os pacientes internados. Trata-se de um problema não só de saúde pública, mas também do ambiente hospitalar em que o paciente se encontra internado.

 O ESTADO NUTRICIONAL

O estado nutricional carente, associado à doença de base, idades avançadas, imobilidades e imunossupressão, elevam o risco de desenvolvimento de infecções, dificuldade no processo de cicatrização de feridas, aumentam o tempo de internação hospitalar e, consequentemente, aumentam os custos hospitalares.

A detecção precoce de alterações do estado nutricional decorrente de escassez de nutrientes para o organismo tem por objetivo recuperar o estado nutricional, reduzir a morbimortalidade, amenizar complicações operatórias, assim como prevenir a instalação da desnutrição quando possível e/ou retardar sua progressão.

---

1 Florence Nightingale (1820-1910) foi uma enfermeira britânica, famosa por ser pioneira no tratamento a feridos de guerra, durante a Guerra da Crimeia.

5.2 CICATRIZAÇÃO

A cicatrização é um processo de reparação que ocorre no tecido que sofreu algum tipo de lesão. No Capítulo 8, abordamos por completo a cicatrização. Veja a seguir alguns pontos básicos sobre as fases da cicatrização:

a) **Fase inflamatória:** tem início no momento da lesão e pode durar até seis dias.
b) **Fase proliferativa:** início do tecido de granulação, geralmente se inicia após o controle da fase inflamatória.
c) **Fase de maturação ou remodelação:** ocorre a epitelização do tecido, podendo durar por várias semanas ou até mesmo anos.

5.3 NUTRIENTES

As vitaminas são utilizadas como cofatores na cicatrização e no suporte nutricional como um todo. Pacientes que sofrem grande perda tecidual, como caso de queimados, tendem a desenvolver uma deficiência de vitaminas muito grande, ocasionando uma dificuldade maior na recuperação da área lesada, bem como do seu estado nutricional.

Veja a seguir as características da deficiência de determinadas vitaminas nesse processo:

a) **Vitamina C (ácido ascórbico):** tem importância na cicatrização, pois atua com dois aminoácidos que estão diretamente ligados à formação de colágenos. A deficiência de vitamina C implica um tipo de colágeno fraco, causando uma cicatrização deficiente.
b) **Vitamina A:** sua carência retarda a revitalização das feridas, a síntese de colágeno e aumenta a susceptibilidade às infecções.
c) **Vitamina E:** tem ação antioxidante e anti-inflamatória.
d) **Minerais e oligoelementos:** são usados como cofatores que auxiliam na formação de colágenos e reparo do tecido lesado.
e) **Zinco:** em níveis baixos, retarda o processo de cicatrização e interfere na força tênsil do novo tecido.

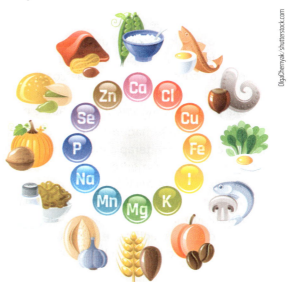

Figura 5.1 – Vitaminas e nutrientes.

CAPÍTULO 5

Sabemos que a pele é uma barreira natural do nosso corpo e age como proteção para ele. Qualquer alteração nutricional em nosso organismo afeta diretamente o aspecto de tecido adiposo, bem como a perda da massa corporal. Em pacientes internados e acamados por um longo tempo, essa alteração da composição da pele e da massa corporal implica surgimento de lesão por pressão ou das conhecidas úlceras por pressão. Nesses casos, o acompanhamento com suporte nutricional é o mais adequado.

5.4 OBJETIVOS DA INTERVENÇÃO NUTRICIONAL NO PACIENTE PORTADOR DE FERIDAS

a) Facilitar a cicatrização das feridas.

b) Reduzir os riscos de infecção.

c) Manter ou repor nutrientes.

d) Garantir que o paciente aceite as mudanças nutricionais.

e) Fornecer alimentos que auxiliem na cicatrização das lesões.

f) Tratar as deficiências de vitaminas, assim que forem confirmadas através de exames complementares.

g) Monitorar a administração da nova dieta.

h) Manter hidratação rigorosa.

i) Manter rigoroso controle glicêmico.

j) Ajustar o plano nutricional para obter os resultados esperados.

Vimos que a terapia nutricional tem importante papel no processo de cicatrização de lesões de pele. O processo de cicatrização juntamente com a oferta de nutrientes, o uso de produtos tópicos para procedimentos de curativos e as terapias coadjuvantes formam um conjunto de ações, indispensáveis para uma resposta positiva ao tratamento indicado e proposto.

A equipe de enfermagem tem atribuições específicas no cuidado em terapia nutricional, explicitadas em normas e procedimentos da legislação, exercendo um papel fundamental, tanto em nível hospitalar como ambulatorial ou domiciliar, administrando e monitorando a tolerância da aceitação de suplementos e dietas específicas e executando o cuidado nutricional em condições clínicas que envolvem o processo cicatricial.

Lembrete!

O estado nutricional deverá sempre ser avaliado e considerado no exame físico. Existe uma correlação positiva entre dificuldade de cicatrização e estado nutricional e suas repercussões na prevenção e tratamento das lesões de pele e feridas.

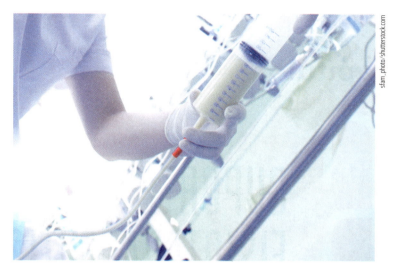

Figura 5.2 – Suporte nutricional – dieta enteral.

Capítulo

6

SUPORTE FISIOTERAPÊUTICO

Neste capítulo, você estará apto a:

- Compreender que o suporte fisioterapêutico está relacionado à fisioterapia dermatofuncional, uma especialidade da fisioterapia que atua na promoção, prevenção e recuperação do tecido tegumentar.

- Conhecer alguns aspectos que envolvem o suporte fisioterapêutico.

As lesões de pele trazem consigo comprometimentos relacionados a distúrbios metabólicos, linfáticos, endócrinos, dermatológicos, neurológicos e do sistema osteomioarticular.

A fisioterapia dermatofuncional é uma especialidade que utiliza recursos fisioterapêuticos no tratamento desses distúrbios e também no aspecto estético, um recurso a mais no tratamento de portadores de lesões de pele.

Essa especialidade foi reconhecida pelo Conselho Federal de Fisioterapia e Terapia Ocupacional (Coffito), por meio da Resolução nº 362 e oferece tratamentos de disfunções estéticas e funcionais da pele. O fisioterapeuta dispõe de técnicas específicas para assegurar e potencializar resultados efetivos de tratamento sem causar danos à saúde com riscos menores, promovendo a melhora da sua saúde e do seu bem-estar, elevando a autoestima e contribuindo ao equilíbrio emocional, resultando em uma melhor qualidade de vida.[12]

Fazer a anamnese na pele é um dos mais importantes passos para se definir a forma de tratamento após o reconhecimento das alterações que ocorreram nesse tecido. Essa análise pode ser feita juntamente com o enfermeiro, definindo a alteração presente na estrutura da pele, seja qual for a causa que caracterizou essa lesão e o aparecimento de lesões elementares.

Mecanismos de lesões elementares são alterações estruturais da pele, que possuem diferentes causas. Os mecanismos indutores de lesões elementares podem ser:

a) De natureza circulatória.

b) De natureza inflamatória.

c) De natureza metabólica.

d) De natureza degenerativa.

e) De natureza hiperplásica.

As lesões de pele podem ser classificadas da seguinte forma:

a) **Quanto à modificação da cor:** eflorescências elementares de conteúdo – sólida ou líquida, eflorescências por solução de continuidade, eflorescências elementares tipo escamas, crostas ou escaras e as sequelas.

b) **Quanto as manchas pigmentares:** estão sempre relacionadas à **melanina** e podem ser classificadas como: **hipercrômicas** – apresentam tom escuro por excesso de melanina; **hipocrômicas** – apresentam menor quantidade de melanina e as **crômicas** – ausência de melanina.

c) **Quanto às sequelas:** podem ser as cicatrizes ou atrofias: as **cicatrizes** – são sequelas provenientes de uma lesão da pele e as **atrofias** são cicatrizes caracterizadas pela diminuição de espessura da pele.

d) **Quanto às lesões comuns:** abscessos, cistos, cicatrizes, comedões ou cravos, nódulos, pápulas, pústulas e vesículas.

O suporte fisioterapêutico visa melhorar a qualidade de vida do paciente portador de lesão de pele. O tratamento compreende ações como massoterapia e endermologia, e

CAPÍTULO 6

os resultados estão além da estética, complementando a autoestima e o equilíbrio emocional do paciente.

O suporte fisioterapêutico está fundamentado em conceitos que visam as intervenções clínicas e cirúrgicas, além de inúmeras respostas enviadas pelo sistema humano. Ligada diretamente aos estudos das interações que afetam a pele, a fisioterapia empenha-se em potencializar a utilização de todas as funções do ser humano, inserindo-o na sociedade como um indivíduo atuante.

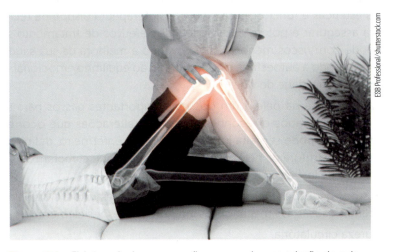

Figura 6.1 – Fisioterapia de recuperação em membro com lesão de pele.

Capítulo

7

DESENVOLVIMENTO DE DIRETRIZES

Neste capítulo, você estará apto a:

- Saber que, diante da complexidade do cuidado com portadores de lesão de pele, o papel do profissional de enfermagem não se restringe apenas à avaliação da ferida e sugestão de tratamento, nem tampouco ficar na linha de frente desse tratamento. É necessário orientar tanto a equipe de enfermagem como a equipe multidisciplinar para o sucesso do tratamento.

- Conscientizar-se de que, para isso, criamos diretrizes de tratamento, para nortear e monitorar o progresso do tratamento do paciente e da equipe.

7.1 INTRODUÇÃO

O cuidado prestado ao indivíduo com feridas, independentemente da etiologia, requer uma observação mais apurada, minuciosa e pautada em conhecimento científico no que concerne à prevenção, tratamento e recuperação da lesão. Para tanto, é necessário valer-se de informações e padrões. Os de conduta podemos chamar de diretrizes para melhor benefício do usuário.

Diretrizes são o conjunto de normas técnicas que devem ser seguidas para a execução de um procedimento ou várias normas a serem aplicadas para alcançar um propósito maior. Elas nos fornecem recomendações e evidências que dão suporte para as ações dos profissionais e podem servir de referência para a construção de protocolos institucionais adaptados às condições do serviço em questão.

Hoje em dia contamos com algumas diretrizes bem definidas no tocante a lesões por pressão, pés diabéticos e ferimentos traumáticos e cirúrgicos. Estudos internacionais sobre elas nos levam ao conhecimento da prática na avaliação, prevenção e tratamento das lesões. O Ministério da Saúde, com o Programa Nacional de Segurança do Paciente (PNSP), instituído com a finalidade de contribuir para a qualificação do cuidado em saúde, apresentou um protocolo de prevenção de lesão por pressão, que envolve todos os cuidados necessários para a prevenção e recuperação da ferida.

Na prática assistencial, vivenciamos muitas questões difíceis, pois sabemos que, para o tratamento, existe um conjunto de fatores que requerem atenção específica em relação a nutrição, oxigenação, ambiente e comportamento da pessoa com a ferida, nos quais o planejamento do cuidado a ser prestado é fundamental, considerando o tipo de lesão, a necessidade do paciente e as características da instituição. Em vista disso, acompanhamos os protocolos existentes para a prevenção e recuperação da pessoa com feridas.

7.2 PRÁTICA E EVIDÊNCIAS CLÍNICAS

A prática baseada em evidência em enfermagem é uma abordagem utilizada como parâmetro na avaliação do processo em que há um consenso entre especialistas conhecidos e experiências confirmadas como base para a prática clínica em vez de experiências isoladas e não sistemáticas e sem fundamentação. Ela é empregada na resolução de problemas no atendimento ao paciente e serve para nortear o planejamento da assistência de enfermagem, fornecendo um direcionamento ao profissional nas diversas áreas do cuidado.

Diante disso, torna-se evidente a necessidade desta prática, que é entendida como o processo por meio do qual os profissionais de enfermagem tomam decisões clínicas usando a melhor evidência científica: a sua experiência clínica no contexto dos recursos disponíveis.

Preocupados em proporcionar qualidade e atendimento humanizado ao paciente com feridas, esses estudos facilitam o acesso ao cuidado de forma padronizada e eficiente, trazendo ao usuário satisfação e melhor assistência em vista da escolha do tratamento ideal e uso do material e produto específicos, evitando-se assim riscos de danos, como infecção ou dificuldades na cicatrização da ferida.

DESENVOLVIMENTO DE DIRETRIZES

7.3 ANÁLISE DA EQUIPE E DA PRÁTICA ADOTADA

O trabalho da equipe de enfermagem, no contexto globalizado, no tocante ao tratamento de feridas, requer um aperfeiçoamento e capacitações contínuas, pois as estratégias utilizadas para uma assistência efetiva deverão estar centradas no desenvolvimento de inovações tecnológicas com o propósito de obter bons resultados a custos mais reduzidos.

Para uma análise determinante sobre os cuidados a serem dispensados ao paciente com ferida, é imprescindível um conhecimento dos conceitos básicos da própria ferida. Segundo a definição do Cofen, na Resolução nº 501/2015: "As feridas são modificações da pele ocasionadas por: traumas, processos inflamatórios, degenerativos, circulatórios, por distúrbios do metabolismo ou por defeito de formação. É o rompimento da estrutura e do funcionamento anatômico normal, resultante de um processo patológico que se iniciou interna ou externamente no(s) órgão(s) envolvido(s)."

Mediante a contextualização quanto à integridade da pele no processo da lesão, sua classificação quanto ao agente, conteúdo e exsudato, serão estruturados de forma consistente o planejamento e a sistematização do cuidado. A intervenção de enfermagem será construída de acordo com o protocolo institucional tanto privado quanto público.

Neste contexto também é importante frisar que cada membro da equipe tem seu papel preponderante e de suma importância para uma assistência de qualidade e centrada no bem-estar do paciente. Dessa forma, lembramos algumas funções da equipe de enfermagem:

a) Realização do curativo prescrito pelo enfermeiro.

b) Auxiliar o Enfermeiro nos curativos de feridas mais complexas.

c) Orientar o paciente quanto aos procedimentos realizados e aos cuidados com a ferida.

d) Registrar no prontuário do paciente a característica da ferida, procedimentos executados, bem como as queixas apresentadas e/ou qualquer anormalidade, comunicando ao Enfermeiro as intercorrências.

e) Executar as ações prescritas pelo Enfermeiro e manter-se atualizado participando de programas de educação permanente.

7.4 ANÁLISE DAS DIRETRIZES ADOTADAS

Existem diversos fatores que influenciam na tomada de decisão da equipe multiprofissional no quesito feridas, como a avaliação adequada da lesão e a cobertura ideal para determinada condição de pele, já que existem inúmeros tipos no mercado, além da peculiaridade da instituição de saúde.

CAPÍTULO 7

No entanto, a assistência de enfermagem sem critérios de avaliação ou padronização adequada no processo de cuidar pode facilitar presença de erros na execução da atividade, assim como problemas legais e éticos aos profissionais. Assim, faz-se indispensável a confecção de protocolos assistenciais de feridas pautados nos princípios legais e éticos da profissão, nos preceitos da prática baseada em evidências, nas normas e regulamentos do serviço, como também os orientados pelo Ministério da Saúde e instituição de referência sobre a temática cuidados e prevenção das feridas.

Protocolo é a descrição de uma situação específica de assistência/cuidado que contém detalhes operacionais e especificações sobre o que se faz, quem faz e como se faz, conduzindo os profissionais nas decisões de assistência para a prevenção, recuperação ou reabilitação da saúde.[43]

7.5 MODELO DE ALGORITMO PARA TRATAMENTO DE FERIDAS

Algoritmo é um conjunto das regras e procedimentos lógicos perfeitamente definidos que levam à solução de um problema em um número finito de etapas. Em outras palavras, encaixa-se perfeitamente dentro das diretrizes e protocolos de tratamento.

Apreender que, para o desenvolvimento das atividades profissionais, o conhecimento de suas atribuições se faz necessário para unificar o saber e melhorar a qualidade do serviço prestado.

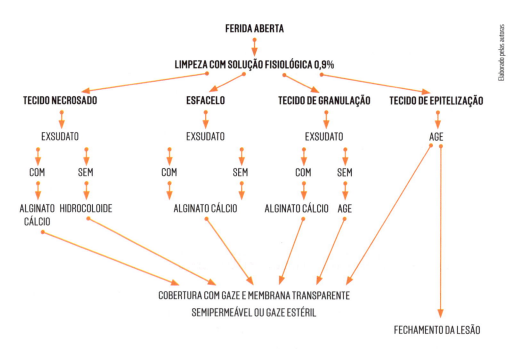

Figura 7.1 – Modelo de algoritmo destinado a abordagem de paciente com ferida aberta.

Capítulo

8

ORGANIZAÇÃO DO TRABALHO DE ENFERMAGEM

Neste capítulo, você estará apto a:

- Compreender que a enfermagem tem nos atributos a dimensão dos seus direitos e deveres enquanto provedora do cuidado ao cliente. Neste quesito, contamos com um encadeamento de normas, rotinas e protocolos que fazem parte do trabalho do profissional de saúde. A organização é primordial para manter a ordem e o gerenciamento do processo, além de definir o papel de cada indivíduo dentro de uma metodologia dinâmica, baseada na legislação vigente e organizações afins.

CAPÍTULO 8

8.1 INTRODUÇÃO

A organização é uma das funções básicas da gestão/administração em todas as instituições, empresas ou organizações da sociedade, juntamente com o planejamento, coordenação, liderança e avaliação. A atribuição de organizar consiste na atividade complexa de formatação da estrutura organizacional, envolvendo a definição das pessoas, tecnologias, materiais e demais recursos necessários para o alcance dos objetivos de determinada instituição.[46]

A enfermeira, enquanto liderança dessa organização e dentro de um processo dinâmico, avalia as condições e ambientações do estabelecimento de saúde e assim elabora o planejamento para atender e assegurar a qualidade do serviço prestado.

Essa organização requer a união de esforços e ações que convergem para uma estrutura sistematizada, coletiva e multiprofissional, na qual suas atribuições são determinadas de acordo com o cargo, porém com um único objetivo, que é a segurança do paciente.

A fim de conseguirmos uma assistência de enfermagem efetiva e consistente, é fundamental clarificar o planejamento das atividades e organização dos processos pautados em conhecimento científico, protocolos que sustentem as tomadas de decisões, além de utilizar as práticas baseadas em evidência para adotar escolhas assertivas em relação ao cuidado, neste caso, do paciente com feridas.

8.2 PRESCRIÇÃO DE ENFERMAGEM

"A prescrição de enfermagem é o conjunto de medidas decididas pelo Enfermeiro, que direciona e coordena a assistência de Enfermagem ao paciente de forma individualizada e contínua, objetivando a prevenção, promoção, proteção, recuperação e manutenção da saúde em conformidade" com a Resolução Cofen nº 358/2009.

Pautado na legislação vigente, o enfermeiro tem o direito e a responsabilidade de intervir nos cuidados de enfermagem em consonância com as necessidades do paciente. Esta resolução dá ao enfermeiro autonomia e autoridade de prescrever ações que possibilitem uma recuperação mais acentuada e gradativa da pessoa que buscar por um atendimento especializado.

Na condição determinante de suas ações, compete ao enfermeiro estomaterapeuta, entre outros, "realizar consulta de enfermagem, utilizando instrumento de avaliação que possibilite a obtenção de subsídios para a implementação da sistematização da assistência de enfermagem em estomaterapia (o histórico deve contemplar dados relacionados aos aspectos sociodemográficos, da saúde em geral e outros aspectos relevantes, bem como o exame físico); prescrever cuidados com a pele em geral e demais medidas de preservação da integridade cutânea; fazer orientação alimentar e hídrica e, quando pertinente solicitar avaliação do nutricionista e encaminhar para outros profissionais da equipe quando necessário".[35]

ORGANIZAÇÃO DO TRABALHO DE ENFERMAGEM

Diante do que foi discutido, podemos concluir que é competência do enfermeiro capacitado prescrever curativos e suas coberturas de acordo com as condições da lesão e tipo de feridas dentro do Processo de Enfermagem, conforme previsto na Resolução Cofen nº 358/2009, em consonância com protocolos institucionais e os existentes sobre prevenção e tratamento de feridas, e aos técnicos e auxiliares de enfermagem cabe a realização do curativo, utilizando-se das coberturas prescritas pelo enfermeiro, sob sua supervisão e orientação.

8.3 ESPECIALISTAS EM ENFERMAGEM NO TRATAMENTO DE FERIDAS

Para uma atuação correta, eficiente e sistemática, o enfermeiro respalda-se preferencialmente na aplicação das melhores evidências científicas e protocolos institucionais, além de ser capacitada pela Associação Brasileira de Enfermagem em Dermatologia (Sobende) e Associação Brasileira de Enfermagem de Estomaterapia (Sobest) entre outras e regida por resoluções do Conselho Federal de Enfermagem tem por competência o enfermeiro especialista:[36]

a) Avaliar o cliente de forma integral e personalizada (aspectos físicos, emocionais e sociais).

b) Prescrever e realizar os cuidados de enfermagem, considerando a avaliação integral e personalizada do cliente e da ferida.

c) Prescrever produtos e coberturas (primárias e secundárias), bem como produtos de fixação, de acordo com a avaliação do cliente e características da ferida, visando à limpeza e promoção do processo de reparação tecidual, considerando as diferentes etapas desse processo.

d) Realizar orientação ao cliente e família visando o autocuidado e continuidade dos cuidados no domicílio.

e) Realizar registro da avaliação do cliente e de sua ferida, além das condutas implementadas.

f) Reavaliar o cliente, sua ferida e as condutas nas diferentes fases do processo de cicatrização.

g) Solicitar parecer a outros profissionais nos casos complexos e/ou quando necessário – ressalta-se que para a realização destas atividades o enfermeiro deverá basear-se preferencialmente em protocolos estabelecidos e aprovados pela instituição e/ou ser devidamente capacitado e atualizado, respondendo por suas ações com base no Código de Ética e Civil.

h) Participar da elaboração de protocolos junto à equipe de saúde.

i) Atualizar enfermeiros e técnicos de enfermagem em relação aos princípios básicos para prevenção de feridas e recuperação da integridade da pele (instrumentos de avaliação do cliente e da ferida; fatores que interferem na cicatrização; técnicas

CAPÍTULO 8

para realização de produtos e coberturas, incluindo indicações e contraindicações; entre outros).

j) Implementar programas de prevenção e tratamento de feridas.

k) Avaliar clientes e prescrever produtos e coberturas, principalmente nos casos de maior complexidade e/ou quando necessário.

8.4 GERENCIAMENTO DOS CUIDADOS DE ENFERMAGEM PARA O PACIENTE PORTADOR DE FERIDAS DE QUALQUER ESPÉCIE

8.4.1 Equipamentos

A tecnologia desenvolvida para a assistência à pessoa com ferida vem se modificando no decorrer do tempo. Antigamente, os insumos utilizados para os tratamentos eram à base de ervas, vegetais e frutas na forma de chá, emplastos, soluções e outros, mas hoje podemos dispor de equipamentos mais elaborados que são utilizados para maximizar a ação e o resultado da terapêutica.

A modernidade nos trouxe uma gama de recursos materiais e equipamentos para melhor atender aos pacientes com feridas ou na prevenção destas. Entre eles, podemos citar:

a) Equipamento para tratamento de feridas com pressão negativa.

b) Aparelho de laser e LED para tratamento de feridas.

c) Oxigenoterapia hiperbárica no tratamento de feridas.

Também conta-se com inúmeros tipos de curativos, como pomadas, cremes, placas, espumas, prata, entre outros.

8.4.2 Leito da ferida

A preparação do leito da ferida é um processo dinâmico e evolutivo, no qual é fundamental uma avaliação correta da lesão, considerando o quadro clínico do paciente, o aspecto da pele, a etiologia, o nível de contaminação, enfim, a relação entre todas as variáveis no sentido de remover as barreiras e estimular a cicatrização do tecido.

O planejamento sistematizado qualifica o cuidado, projetando um resultado mais eficiente e seguro.

8.4.3 Segurança do paciente

A Portaria do Ministério da Saúde nº 529/2013 institui o Programa Nacional de Segurança do Paciente (PNSP) que objetiva qualificar o cuidado em saúde em todos os estabelecimentos de saúde do território nacional que visam orientar profissionais de saúde na ampliação da segurança do paciente nos serviços de saúde.

A reflexão sobre a relação entre segurança do paciente e assistência de enfermagem prestada à pessoa com ferida está presente na execução do procedimento de forma correta, segura, livre de danos, embasada no conhecimento teórico-científico e no uso de tecnologia e inovações disponíveis para uma assistência de qualidade e humanizada, trazendo também a preocupação no tocante ao processo sistematizado e global no qual o paciente é visto de forma holística e não apenas parte de um tratamento elaborado, minimizando assim incidentes relacionados à assistência e propondo medidas para reduzir os riscos e diminuir os eventos adversos.

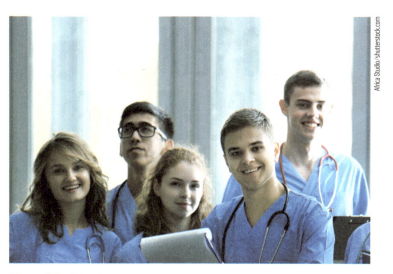

Figura 8.1 – Planejamento da equipe de enfermagem.

Capítulo

9
ANATOMIA E FISIOLOGIA DO TECIDO TEGUMENTAR

Neste capítulo, você estará apto a:

- Identificar as noções básicas de anatomia e fisiologia do sistema tegumentar, o mecanismo da lesão e o processo de cicatrização.

- Compreender que é fundamental que o enfermeiro tenha conhecimento das bases de biológicas desse processo, para que mais à frente possa avaliar e traçar o melhor plano de cuidado.

9.1 INTRODUÇÃO AO SISTEMA TEGUMENTAR

O sistema tegumentar, também conhecido como pele, é o maior órgão do corpo humano. Corresponde a 10% do peso total corporal e a uma área total de 2 m². Sua espessura e elasticidade variam de acordo com alguns fatores, dos quais destacamos: idade, hidratação, nutrição, exposição e outros.

Apresenta três camadas distintas:

a) **Epiderme:** camada mais externa da pele, avascular, constituída basicamente de 80% de células ricas em queratina.

b) **Derme:** camada mais profunda e espessa da pele, vascularizada, composta de fibras elásticas e colágeno. Possui folículos pilosos, terminações nervosas, glândulas sebáceas e sudoríparas.

c) **Tecido conjuntivo subcutâneo ou hipoderme:** tecido conjuntivo, constituído de tecido adiposo, unindo os tecidos à subcamada da derme.

> **Lembrete!**
> Em **1 cm²** de pele, encontramos: 6 milhões de células, 5 folículos pilosos, 2 pontos termossensíveis, 15 glândulas sebáceas, 1 m de vasos sanguíneos e 100 glândulas sudoríparas.

Veja na Figura 9.1 a estrutura anatômica da pele.

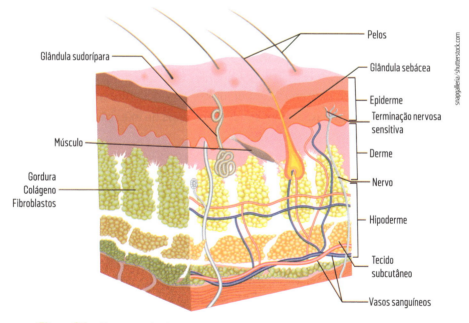

Figura 9.1 – Estrutura do sistema tegumentar.

Entre as funções do tecido subcutâneo, está a de impedir a perda de calor, criar reserva nutricional e proteger os demais órgãos contra traumas mecânicos.

CAPÍTULO 9

Os receptores nervosos encontrados na pele determinam sua sensibilidade, tornando-o um órgão sensorial.

Veja no Quadro 9.1 a relação entre os receptores e suas sensações.

Quadro 9.1 – Terminações nervosas

Receptores de superfície	Principais sensações percebidas
Corpúsculo de Meissner	Tato
Corpúsculo de Ruffini	Calor
Corpúsculo de Krause	Frio
Corpúsculo de Pacini	Pressão
Disco de Merkel	Tato e pressão
Terminações nervosas livres	Dor

Fonte: Geovanini (2009).[1]

9.2 PROCESSO INFECCIOSO

Identifica-se um processo infeccioso quando o tecido tegumentar é "invadido" por microrganismos, como vírus, germes, bactérias e parasitas. Essas infecções podem ser específicas ou inespecíficas.

a) **Infecções específicas:** causadas por agentes que caracterizam determinada doença. Por exemplo: hanseníase, tuberculose, pênfigo, entre outras.

b) **Infecções inespecíficas:** podem ser diversos tipos de infecção, causadas por germes piogênicos.

Considerando a microbiota da pele, aparecem dois tipos de "população": a microbiota residente e a transitória.

a) **Microbiota residente:** composta por microrganismos que residem e se multiplicam na pele,[1] [2] as bactérias que encontramos são do tipo gram-positivo e não são facilmente removidas por lavagem ou escovação, portanto podem ser inativadas através de antissépticos tópicos. Alojam-se com maior frequência nas mãos, sob as unhas, são de baixa virulência e ocasionam infecções sistêmicas em pacientes imunodeprimidos.

b) **Microbiota transitória:** composta por microrganismos que agem por um período curto de tempo e

Lembrete!

Os microrganismos mais comuns às infecções hospitalares se alojam nessa microbiota transitória, reforçando que as mãos são os principais veículos de transmissão das infecções.

é facilmente removida, pois se aloja na superfície da pele, diretamente unida à sujidade e à gordura. Somente se instala um processo infeccioso nessa parte se houver solução de continuidade na pele, ou nos pacientes imunodeprimidos.

9.3 INFECÇÃO HOSPITALAR

De acordo com a Portaria nº 2.626/1998 do Ministério da Saúde, **infecção hospitalar** é qualquer infecção adquirida após a internação do cliente e que se manifesta durante a internação ou mesmo após a alta, quando está relacionada à hospitalização.[1] [2] [4]

As infecções hospitalares acontecem mais comumente por duas formas: a infecção comunitária e a infecção hospitalar propriamente dita.

a) **Infecção comunitária:** quando o cliente é admitido em um ambiente hospitalar e já vem com algum tipo de infecção instalada fora desse ambiente em que está sendo admitido.

b) **Infecção hospitalar:** quando a infecção é adquirida após a internação do cliente no ambiente hospitalar, ou quando o mesmo retorna para o ambiente hospitalar após alta com diagnóstico de infecção.

Devemos destacar também a **infecção cruzada**, quando ocorre a contaminação do cliente a partir da microbiota de outros clientes, ou seja, quando há contato direto entre os clientes num mesmo espaço de tempo e ambiente, por meio das próprias mãos ou pelos profissionais que manipulam os mesmos doentes, seus pertences e suas roupas. Pode ocorrer também através dos visitantes que frequentam os mesmos espaços.

Alguns fatores são predisponentes e facilitam a infecção hospitalar. São eles:

a) **Fatores inerentes ao próprio cliente:** idade (crianças e idosos estão mais suscetíveis às infecções), tabagismo, fatores emocionais, perfusão tecidual, lesões cutâneas já instaladas, fator nutricional, obesidade e doenças crônicas, como diabetes.

b) **Agressão diagnóstica e terapêutica: terapêuticas respiratórias** – anestesia, aspirações endotraqueais, ventilação mecânica e traqueostomias; **exames** – endoscopia, colonoscopia, biópsia e laparoscopia diagnóstica; **procedimentos *invasivos*** – desde uma simples punção venosa ou arterial, a dissecções de veias e artérias, sondagens em geral e cirurgias (veja no Quadro 9.2 o que pode interferir e contribuir com a infecção no pós-operatório); **medicamentos** – citostáticos e NPP (nutrição parenteral prolongada).

c) **Inerente ao ambiente hospitalar:** modificação da flora normal dos pacientes após o uso de antibióticos, aumento do fluxo de clientes dentro dos quartos, pessoal não adequado no controle e prevenção das infecções e a existência de microrganismos mais resistentes que contaminam outras áreas do hospital.

Quadro 9.2 – Incidência de infecção no pós-operatório

Tipo	Consequência
Grau de contaminação da cirurgia	Limpa, potencialmente contaminada, contaminada ou infectada.
Local da cirurgia	Existe maior risco em cirurgias abdominais.
Duração da cirurgia	Quanto maior o tempo de exposição, maior será o risco de contaminação.
Falhas técnicas	Hemostasia incompleta, quebra de técnica asséptica, sutura sob tensão e outros.
Drenos	Mal posicionados e, como consequência, drenando inadequadamente.
Curativos	Técnica errada ou fechamento inadequado.

Fonte: Manual de curativos.[1]

9.4 FISIOLOGIA DA CICATRIZAÇÃO

Denomina-se cicatrização um conjunto de processos complexos e interdependentes, com a finalidade de restaurar os tecidos lesados.[3]

A cicatrização da ferida é otimizada em ambiente úmido, isto porque a síntese do colágeno e a formação do tecido de granulação são melhoradas, ocorrendo com maior rapidez a recomposição epitelial e, além disso, não há formação de crostas.[3] A revitalização em feridas expostas pode ocorrer entre 6 e 7 dias, enquanto que em feridas úmidas ela é mais rápida, podendo ocorrer entre 4 e 5 dias (veremos o assunto com mais detalhes ao longo do texto).

a) **Fases da cicatrização:** o nosso organismo procura restabelecer o tecido lesado através da cicatrização, logo em seguida que foi agredido. Esse processo natural de cicatrização ocorre em três fases: fase inflamatória, fase proliferativa e fase reparadora. Vejamos a seguir as características de cada fase:

b) **Fase inflamatória:** exsudativa, defensiva e reativa: essa fase tem início no momento da lesão, podendo se estender por até 7 dias. Caracteriza-se pelo aparecimento típico dos sinais de inflamação: dor, calor local e edema.

As principais funções dessa fase são:

- Ativação do processo de coagulação.
- Formação de trombos por meio de agregação plaquetária.
- Desbridamento da ferida.
- Defesa contra infecção.
- Controle central da cicatrização.

Nessa fase ocorrem três etapas que garantem todo o processo de início de cicatrização: **etapa trombocítica** – formação de trombos, agregação plaquetária e ativação da coagulação; **etapa granulocítica** – é a etapa do desbridamento da ferida e defesa das infecções, nessa etapa há grande concentração de leucócitos

ANATOMIA E FISIOLOGIA DO TECIDO TEGUMENTAR

na área afetada, o que ocasiona a fagocitose das bactérias, a decomposição do tecido e a limpeza local da lesão, já os granulocitos liberam enzimas proteolíticas, como a colagenase e elastase, que contribuem para o desbridamento natural da ferida; **etapa macrofágica** – etapa que completa o ciclo da fase inflamatória. Possui uma grande quantidade local de macrófagos, que secretam e liberam substâncias vasoativa e fatores de crescimento que controlam a proliferação celular, o que interfere diretamente no desbridamento da ferida e regulação das outras fases.

> **Lembrete!**
>
> **Leucócitos:** células que têm a função de defender o organismo contra infecções.
>
> **Fagocitose:** processo de ingestão e destruição de partículas.
>
> **Granulócitos:** células de defesa do nosso organismo.
>
> **Enzimas proteolíticas:** enzimas que atuam na coagulação sanguínea.

c) **Fase proliferativa:** caracterizada pela formação de tecido novo, ou seja, o tecido de granulação. Esse tecido é formado por capilares, colágeno e proteoglicanos. O que favorece o ambiente para a formação do tecido de granulação é o aumento da concentração de oxigênio no leito da ferida.

A síntese de colágeno é efetivada por meio de proteínas, gorduras, vitaminas A e C, carboidratos e oxigênio. Com o aumento da oxigenação, o colágeno é ativado e se instala na lesão. Esse processo leva em torno de até 3 semanas para se instalar.

d) **Fase reparadora:** fase caracterizada pela formação de tecido conjuntivo novo e de epitelização.[1] Inicia-se por volta da terceira semana em que ocorreu a lesão, podendo se estender por um período longo, pois varia de acordo com a extensão, o grau e a localização do ferimento. A epitelização é causada pela perda do contato celular sobre a lesão, iniciam-se nas bordas da ferida e através do processo de maturação as células se dividem e se deslocam, recuperando o tecido.

9.5 TIPOS DE CICATRIZAÇÃO

Para que o processo de cicatrização ocorra, vai depender inicialmente de três aspectos: **primeiro** – a quantidade de tecido lesado; **segundo** – a causa da lesão; e **terceiro** – se houve ou não infecção.

A cicatrização pode ocorrer de três formas:

a) **Cicatrização por primeira intenção:** é a cicatrização ideal das feridas limpas. Ocorre quando se faz a junção das bordas da lesão por meio de suturas, reduzindo assim a infecção. O tempo de cicatrização varia em torno de 10 dias, e as cicatrizes são discretas.[1] [3] Exemplo: ferimento corto-contuso, feridas cirúrgicas.

b) **Cicatrização por segunda intenção:** essa cicatrização está relacionada com ferimentos infectados e lesões com perda acentuada de tecido na qual não é possível fazer a junção das bordas por meio de sutura, ocasionando reparo tecidual sem sequência.[1] Exemplo: abscessos, fístulas e úlceras.

71

CAPÍTULO 9

c) **Cicatrização por terceira intenção:** quando o processo de cicatrização ultrapassa o tempo da cicatrização por segunda intenção, retardando mais ainda o processo inicial da cicatrização. Exemplo: drenos, ostomias, feridas infectadas e deiscências de sutura.

9.6 PROBLEMAS ESPECÍFICOS NA CICATRIZAÇÃO

Espera-se que a cicatrização resulte na formação de um tecido novo, com um bom aspecto estético e funcional. Qualquer interferência nesse processo pode terminar numa cicatriz de má qualidade, alargada, repuxada, com pigmentações não satisfatórias.[5]

Entre os problemas mais específicos, destacamos:

a) **Cicatrizes hipertróficas:** consistem em cicatrizes elevadas, tensas e confinadas às margens da lesão original. Tendem à regressão espontânea, podendo levar meses após o trauma inicial.[5]

b) **Queloide:** lesão elevada, brilhante, pruriginosa, às vezes dolorosa, de localização dérmica e que geralmente ultrapassa os limites da ferida original, invadindo a pele adjacente.[5] Apresenta crescimento e não regride espontaneamente, assim como pode evoluir novamente após sua excisão.

c) **Cicatriz retrátil ou contraturas:** é uma cicatriz que se apresenta tensa e repuxando, causando contratura entre os segmentos corporais envolvidos.[5] Esse processo de retração traciona as margens da pele e pode causar dor e afetar um músculo ou um tendão, restringindo assim o movimento normal do membro. Pode causar um transtorno maior no sistema musculoesquelético, podendo se tornar uma cicatriz patológica.

9.7 FATORES QUE AFETAM DIRETAMENTE A CICATRIZAÇÃO

Vários fatores podem interferir no processo normal de cicatrização, retardando ou prejudicando o processo.

A avaliação criteriosa da lesão e do cliente é de extrema importância para identificar quais fatores poderão afetar a evolução fisiológica da lesão[1] nesse processo de cicatrização.

Destacamos:

a) **Edema:** interfere na proliferação celular e na síntese proteica, reduzindo o fluxo sanguíneo, favorecendo a necrose celular e o crescimento bacteriano.

b) **Hematomas:** constitui um meio de cultura favorável aos microrganismos, proporcionando a formação de edema e cicatrizes indesejáveis.

c) **Condições de oxigenação:** a deficiência de oxigênio impede a síntese de colágeno.

ANATOMIA E FISIOLOGIA DO TECIDO TEGUMENTAR

d) **Tecido necrótico:** também age como um meio de cultura para microrganismos, desencadeando liberação e enzimas que interferem no processo de cicatrização. Devem ser removidos de duas formas: por **processo mecânico** – realizado por médico e enfermeiro, retirando todo o tecido necrótico através de desbridamento ou por **processo autolítico** – quando a produção de enzimas do próprio paciente em contato com produtos tópico ajuda no desbridamento.[7]

e) **Ressecamento:** feridas ressecadas perdem fluido rico em fatores de crescimento e estão mais predisponentes a infecção, pois impedem a migração celular.

f) **Estado nutricional:** influencia diretamente na cicatrização. A deficiência de proteínas, carboidratos, gorduras e algumas vitaminas, como complexo B, vitaminas K, A e C e zinco fazem com que o organismo se torne deficitário para suprir o processo energético celular, a síntese de colágeno e a integridade da membrana, interferindo na prevenção das infecções.[1] [5]

g) **Doenças crônicas:** diabetes, câncer, doença coronariana, doença vascular periférica, insuficiência renal e hipertensão alteram o metabolismo, interferindo no processo de cicatrização, devendo ser monitorados através de exames específicos.[1]

h) **Drogas e medicamentos:** drogas imunossupressoras, quimioterápicos, ciclosporina, colchicina e penicilina também interferem no processo de cicatrização.

i) **Tabagismo:** reduz a tensão do oxigênio no sangue, e a nicotina contribui para ação vasoconstritora, levando à hipóxia tecidual.

j) **Outros fatores:** obesidade, idade, sedentarismo, complicações vasculares e pulmonares, trombose venosa. É preciso conhecer a abordagem para a avaliação das lesões de pele.

Capítulo

10 AVALIAÇÃO DE LESÃO DE PELE OU FERIDA

Neste capítulo, você estará apto a:

- Entender que a avaliação periódica dos riscos que cada paciente apresenta para a ocorrência de lesões por pressão orienta os profissionais a desenvolver estratégias para sua prevenção e tratamento.

- Saber que, para o tratamento de lesões de pele, é necessária a ação de uma equipe multidisciplinar e que, no entanto, a equipe de enfermagem tem um papel fundamental e de extrema relevância no tratamento de feridas, pois possui em sua formação componentes curriculares que lhe permite maior domínio na técnica de realização de curativos

10.1 INTRODUÇÃO

O tratamento de ferida ou lesões de pele no Brasil constitui mais um problema de saúde pública. Geralmente, o tratamento é prolongado e tem custos elevados, não somente para a cura da lesão, mas também para o suporte que deve ser disponibilizado ao paciente portador de lesão de pele.

Embora não tenhamos registros precisos desses atendimentos, é grande o número de portadores de lesões de pele no nosso país. Sabemos que o atendimento inicial é feito pela equipe de enfermagem, seja em âmbito ambulatorial ou domiciliar, e deve ser feito por profissional com conhecimento técnico para tal atividade, como visto anteriormente. A falha no planejamento pode onerar mais ainda o tratamento e prolongar a permanência do paciente no ambiente hospitalar.

Em se tratando de responsabilidade técnica, a Resolução Cofen nº 0501/2015 regulamenta a competência da equipe de enfermagem no cuidado as feridas. Portanto, cabe ao Enfermeiro capacitado prescrever coberturas/correlatos, mediante elaboração do Processo de Enfermagem e conforme previsto, o estabelecimento de Protocolo Institucional. E compete ao Técnico e Auxiliar de Enfermagem a realização do curativo, utilizando-se das coberturas/correlatos prescritos pelo Enfermeiro, sob sua supervisão e orientação. Ressalta-se ainda que a autonomia do Enfermeiro lhe confere responsabilidade pelas decisões tomadas, daí a necessidade de conhecimentos e habilidades que o respaldem a prestar uma assistência segura e de qualidade ao paciente, por meio da capacitação e atualização do profissional, que são suas obrigatoriedades.

10.2 CLASSIFICAÇÃO DA AVALIAÇÃO

Podemos classificar a avaliação em três tópicos importantes:
a) Avaliação geral.
b) Avaliação intermediária.
c) Avaliação específica.

a) **Avaliação geral:** nessa avaliação, organizamos o histórico do paciente, dados como idade, sexo, cor, profissão, comorbidade, uso de medicamentos, moradia, higiene, exames laboratoriais e clínicos, estado cognitivo, nutrição, hidratação, resposta imune, uso de álcool, drogas e tabagismo, além de dados importantes, como diagnóstico da lesão, histórico da ferida, recidivas e terapias usadas anteriormente.
b) **Avaliação intermediária:** nessa etapa, são verificados os seguintes dados:
  • Localização anatômica da lesão.
  • Classificação: crônica ou aguda, cirúrgica ou não cirúrgica, superficiais ou com perda tecidual e parcial ou total.

- Dimensão: avaliação inicial e periódica, na qual verificamos as medidas: **bidimensionais** – maior distância céfalo-podal e a maior distância látero-lateral; **linear** – comprimento e largura – utilizando régua; **tridimensional** – comprimento, largura e profundidade – utilizando régua, sonda de aspiração ou haste flexível, tipo cotonete. É importante avaliar o espaço morto, descolamento de subcutâneos da fáscia muscular e presença de túnel – falha subcutânea linear sem abertura e fístula – falha subcutânea com abertura, no "sentido horário".

c) **Mensuração de medidas bidimensionais:** para avaliação das medidas bidimensionais, considerar os sentidos látero-lateral e céfalo-podal, com régua descartável, utilizando a maior distância entre as bordas nos dois sentidos e a formação de um ângulo de 90 graus entre elas.

d) **Mensuração de medidas tridimensionais:** para avaliação da terceira medida – profundidade de túneis, cavidades e fístulas, devemos utilizar objetos com a ponta romba, como cotonetes, pinças, sondas e espátulas.

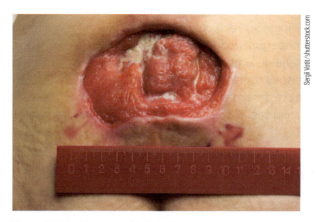

Figura 10.1 – Mensuração de feridas.

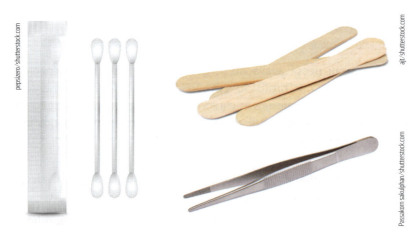

Figura 10.2 – Objetos de ponta romba para medidas tridimensionais.

e) **Delimitação de localização de túneis, fístulas e cavidades:** para definição da localização desses túneis, cavidades e fístulas, devemos utilizar como parâmetro os ponteiros de um relógio imaginário, sempre no sentido horário e céfalo-podal.

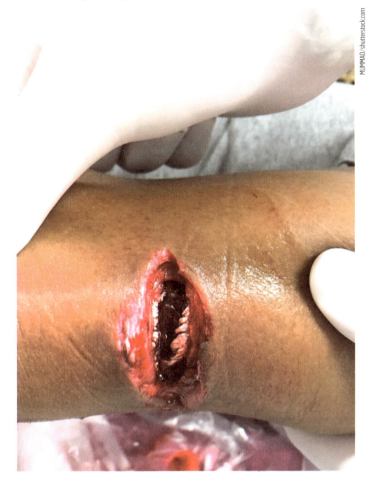

Figura 10.3 – Delimitação da localização de túneis, fistulas e cavidades.

10.3 AVALIAÇÃO ESPECÍFICA

Neste tópico, são avaliadas características clínicas, como:
a) Tipos de tecidos.
b) Tipos de exsudato.
c) Tipos de bordas.
d) Dor: etiologia, infecção, subjetividade.
e) Infecção: colonização, colonização crítica, infecção superficial e profunda.

CAPÍTULO 10

Exemplificando:

a) **Tipo de tecido:** leito da lesão – o Quadro 10.1 ilustra as características dos tipos de tecido em leito da lesão.

Quadro 10.1 – Ilustração de tipos de tecido em leito de lesão

Tipo de tecido	Característica	Figura
Granulação	Tecido viável de coloração avermelhada ou rósea, composto por vasos e fibroblastos. Comumente brilhante.	Umpaporn/shutterstock.com
Necrose de liquefação – esfacelo	Tecido da coloração amarela ou branca, de consistência macia e delgada. Pode estar solto ou aderido ao tecido.	chatuphot/shutterstock.com
Necrose de coagulação – escara	Tecido de cor cinza, prata ou marrom, com consistência dura e seca. Pode estar solto ou aderido ao leito da lesão .	SGM/shutterstock.com
Exposição de tendões e fáscia muscular	Tendões e fáscias podem ser visualizados. Não utilizar desbridamento enzimático nesses casos.	Yuttapol Phetkong/shutterstock.com
Exposição óssea	Estruturas ósseas podem ser visualizadas ou sentidas com um instrumental estéril.	

AVALIAÇÃO DE LESÃO DE PELE OU FERIDA

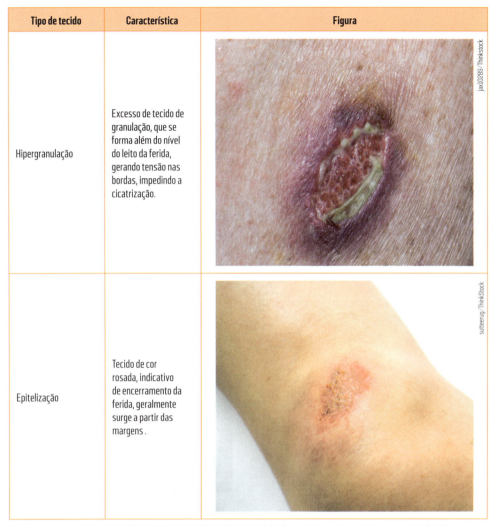

Tipo de tecido	Característica	Figura
Hipergranulação	Excesso de tecido de granulação, que se forma além do nível do leito da ferida, gerando tensão nas bordas, impedindo a cicatrização.	
Epitelização	Tecido de cor rosada, indicativo de encerramento da ferida, geralmente surge a partir das margens.	

Fonte: Telessaúde RS-UFRGS (2017); DERMQUEST.COM (2017); DERMIS (2017) *apud* **Telecondutas: lesão por pressão** (2017).

b) **Tipos de exsudato:** o Quadro 10.2 aborda as características e os tipos de exsudato.

Quadro 10.2 – Tipos de exsudato

Seroso	De coloração clara, consistência fina, normal na fase de inflamação e proliferativa.
Serosanguíneo	De coloração vermelho-clara a rosa, consistência fina considerada normal na fase de inflamação e proliferativa.
Sanguíneo	De coloração vermelha, consistência fina, podendo indicar neovascularização ou ruptura de vaso sanguíneo.
Purulento	De coloração amarela, marrom ou verde, de consistência espessa, associada a eritema e sinais de inflamação.

Fonte: Elaborado pelas autoras.

CAPÍTULO 10

c) **Tipos de borda:** apresentamos no Quadro 10.3 a descrição e as características dos diferentes tipos de borda.

Quadro 10.3 – Descrição ilustrativa dos tipos de borda

Assimétrica	Contorno da lesão mal definida.	
Simétrica	Contorno regular e formas arredondadas.	
Adesão	Contorno plano, nivelado sem presença de paredes.	
Descolamento/ solapamento	Descolamento de tecido subjacente de pele íntegra em virtude da destruição tecidual.	

AVALIAÇÃO DE LESÃO DE PELE OU FERIDA

Epibolia	Espessamento excessivo da pele causado por atrito frequente, geralmente em torno de lesões neuropáticas. Este espessamento contribui diretamente no aumento do leito da lesão se não removido.	Cidanescu/shutterstock.com
Maceração	Resultado de umidade excessiva (exsudato) nas superfícies epiteliais, conferindo ao tecido perilesional aspecto esbranquiçado e intumescido.	chatuphot/shutterstock.com
Hiperqueratose	Espessamento excessivo da pele causado por atrito frequente, geralmente em torno de lesões neuropáticas. Este espessamento contribui diretamente no aumento do leito da lesão se não removido.	ittipon/shutterstock.com

Fonte: Lesão por pressão: avaliação e conduta.[51]

d) **Presença de infecção – colonização, colonização crítica, infecção superficial e profunda:** para avaliação de infecção devemos considerar o princípio de que todas as feridas são colonizadas por microrganismos, porém nem todas podem estar infectadas. Acompanhe, na Figura 10.4, a demonstração desse processo:

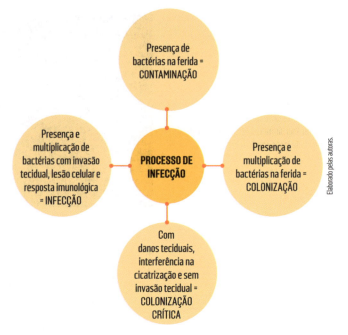

Figura 10.4 – Processo de infecção.

10.4 DIFERENÇA ENTRE INFECÇÃO, COLONIZAÇÃO E CONTAMINAÇÃO

A infecção se apresenta de maneira variada, com sinais locais de comprometimento dos tecidos moles, como calor, eritema, edema, secreção purulenta e presença de odor fétido.

As seguintes características aumentam a suspeita clínica de infecção secundária, associada à lesão de pressão:

a) Tecido de granulação friável.
b) Mau odor.
c) Aumento da dor.
d) Aumento de drenagem da ferida - reaparecimento de sangue na drenagem, característica purulenta.

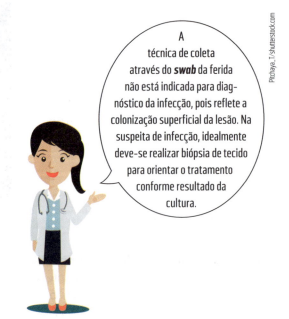

A técnica de coleta através do *swab* da ferida não está indicada para diagnóstico da infecção, pois reflete a colonização superficial da lesão. Na suspeita de infecção, idealmente deve-se realizar biópsia de tecido para orientar o tratamento conforme resultado da cultura.

e) Maior quantidade de tecido necrótico no leito da ferida.
f) Aparecimento de bolsas ou necroses no leito da ferida.
g) Ausência de sinais de cicatrização após 2 semanas de tratamento apropriado.

10.5 DOR

A dor, além de orientar a definição da etiologia de feridas em geral, direciona a conduta de tratamento em pacientes com lesões ou feridas e define a necessidade de utilização de analgesia durante o tratamento.

Para se medir a intensidade da dor que o paciente sente, há escalas específicas. As mais utilizadas são a Escala Visual Analógica (EVA) e a Escala Visual Numérica (EVN). Através delas, o paciente pode apontar para o profissional de saúde o quão intensa é a sua dor: em um extremo, está a condição sem dor, ou dor "nota zero". No extremo oposto, está a dor pior que a pessoa já sentiu, ou "dor nota dez ". Veja na Figura 10.5 a característica da dor.

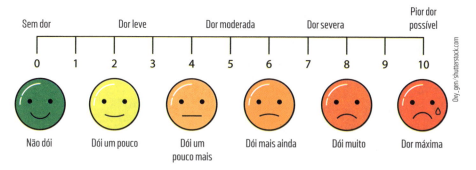

Figura 10.5 – Diagrama da escala da dor.

10.6 FINALIZANDO

Os profissionais da equipe de enfermagem devem ser coesos e valorizar os diferentes tipos de tratamento que estão disponíveis para garantir a qualidade de vida do portador de lesão de pele. O estímulo ao paciente para continuar no tratamento é fundamental e garante a qualidade e eficácia do processo escolhido. Deve haver uma relação de confiança entre paciente, equipe de enfermagem, equipe multidisciplinar e familiares.

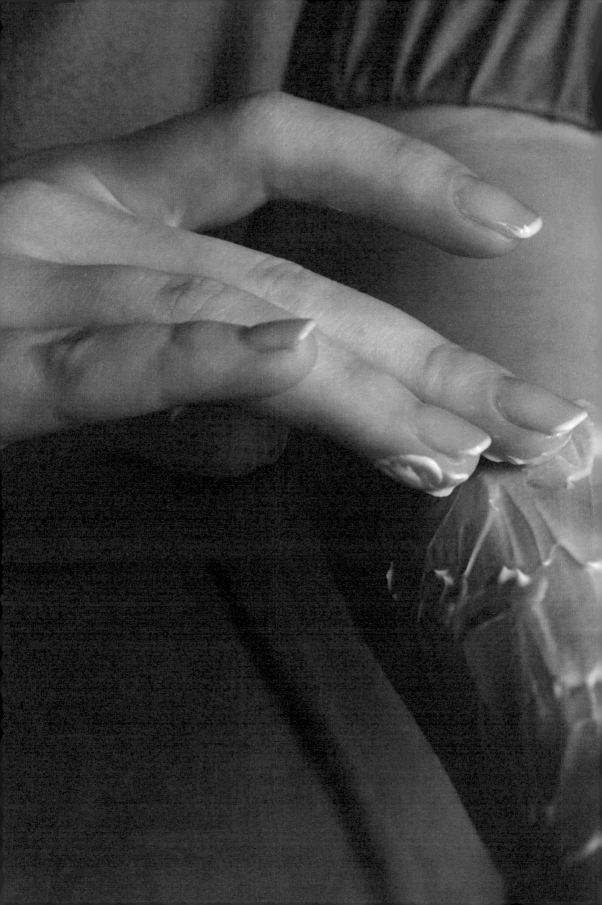

PARTE 2

CONSIDERAÇÕES GERAIS NO TRATAMENTO DE LESÕES DE PELE

Capítulo

11

CONSIDERAÇÕES GERAIS

Neste capítulo, você estará apto a:

- Compreender que a definição do termo "curativo" vai além das técnicas e coberturas para proteger a lesão de pele contra agressões e ação do meio externo.

- Refletir sobre as considerações gerais que envolvem toda a estrutura do comprometimento do profissional com as diferentes lesões de pele.

Definimos **curativo** como uma proteção da lesão de pele contra a ação de agentes externos físicos, mecânicos ou biológicos.[1] É um método que consiste na limpeza, aplicação de medicamento e proteção local da lesão de pele, resultando na recuperação do tecido através da cicatrização.[1] [2]

Muitos avanços têm ocorrido nessa área, e muitos estudos estão sendo realizados com o intuito de promover de forma mais rápida e eficaz a cicatrização e recuperação do tecido tegumentar. Atualmente, preconiza-se a realização de curativos úmidos, considerando que a manutenção do meio úmido entre a ferida e a cobertura favorecem e aumentam a velocidade da cicatrização.[1] [4]

A escolha do tratamento depende de vários aspectos. Entre eles, podemos destacar:

a) Tipo de lesão (ferida).

b) Grau de contaminação.

c) Fatores locais e sistêmicos relacionados à cicatrização.

d) Presença ou não de exsudato.

e) Relação custo/benefício tanto para o paciente como para a instituição.

Veremos a seguir algumas considerações gerais que envolvem o aspecto de tomada de decisões para um processo complexo de tratamento de lesões de pele.

11.1 OBJETIVO DO CURATIVO

a) Tratar e prevenir infecções.

b) Diminuir a incidência de infecção cruzada.

c) Eliminar fatores desfavoráveis que venham a dificultar e até mesmo retardar a cicatrização.

d) Facilitar o processo de cicatrização.

e) Contribuir com a autoestima do paciente.

f) Recuperar o tecido tegumentar por completo ou parcialmente.

11.2 FINALIDADES DO CURATIVO

a) Remover possíveis corpos estranhos do local que sofreu a lesão.

b) Reaproximar bordas separadas.

c) Proteger o local contra contaminação e infecção.

d) Promover a hemostasia.

e) Auxiliar na aplicação de produtos de uso tópico.

f) Remoção de tecido necrosado através do desbridamento mecânico.

g) Redução de edema local.

h) Manter a ferida úmida.

CAPÍTULO 11

i) Absorver a drenagem de exsudato.

j) Diminuir a dor local.

11.3 REQUISITOS E CRITÉRIOS DE UM CURATIVO IDEAL

a) Como **requisitos**, devemos observar: boa tolerância térmica e boa absorção, garantindo a drenagem das secreções e impermeabilidade das bactérias.

b) Como **critérios**, devemos nos preocupar em: remover o excesso de secreção, permitir a troca gasosa, manter a umidade entre a ferida e a cobertura, fornecer isolamento térmico e permitir a retirada do curativo sem traumas para o tecido cutâneo e sem traumas para o paciente.

> **Lembrete!**
>
> Para a escolha correta do curativo a ser realizado, é essencial uma abordagem completa do tipo de lesão. Incluindo: anamnese, histórico, condições físicas e socioeconômicas, bem como as características da lesão.

11.4 MEDIDAS DE ASSEPSIA

Assepsia é um conjunto de procedimentos que visam impedir a entrada de germes patogênicos no nosso organismo. A assepsia das mãos é um dos processos mais importantes para se evitar a propagação de germes que possam ocasionar diversos tipos de infecção.

Sendo a pele um reservatório de diversos germes patogênicos, estes podem se transferir de uma superfície para outra, por meio de contato direto (pele a pele) ou indireto, através de objetos e superfícies contaminadas.

Destacamos a seguir algumas medidas de assepsia:

a) Fazer a degermação das mãos antes de qualquer procedimento a ser realizado, bem como a manipulação de material estéril.

b) Diminuir o tempo de exposição da lesão de pele, bem como dos materiais estéreis a serem utilizados.

c) É aconselhável o uso de máscaras durante o procedimento, evitando assim disseminação de gotículas salivares.

d) Evitar local aberto com circulação de pessoas, porém o local deve ser arejado.

e) Promover e proteger a lesão durante todo o procedimento.

11.5 NORMAS TÉCNICAS

As normas técnicas têm a finalidade de estabelecer critérios e condutas na realização de técnicas para determinada ação de um profissional; nesse caso, do enfermeiro e sua equipe de trabalho.

A realização de um curativo deve obedecer aos princípios básicos de assepsia. Vale lembrar que:

a) Lavar as mãos antes e após a realização do curativo.
b) Obedecer aos princípios de assepsia para curativos.
c) Remover tecidos desvitalizados.
d) Obedecer ao princípio do local menos contaminado para o mais contaminado.
e) Utilizar luvas estéreis em caso de não haver material estéril para o curativo, e utilizar luvas não estéreis levando em consideração a proteção contra fluidos residuais da lesão.

Vejamos a seguir as principais normas técnicas para realização de curativos:

a) **Curativos úmidos:** não são indicados para locais que contenham cateteres, introdutores, fixadores e drenos.
b) **Cloreto de sódio a 0,9%:** é indicado para limpeza de feridas com cicatrização por segunda ou terceira intenção, pois limpa e favorece a formação e tecidos de granulação, favorecendo também o amolecimento dos tecidos desvitalizados.
c) O calor local é importante para o processo de cicatrização, podendo ser utilizado o Cloreto de Sódio 0,9% aquecido.
d) Para portadores de várias lesões de pele, iniciar sempre o curativo pela área menos contaminada.
e) Nas lesões com exsudato ou suspeita de infecção, deve-se colher uma amostra de material para bacterioscopia e encaminhar ao laboratório, se necessário, colher mais de uma amostra, de locais diferentes.

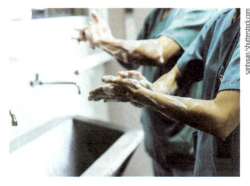 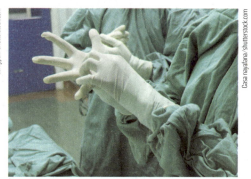

Figura 11.1 – Técnicas de assepsia para curativos em centro cirúrgico.

Figura 11.2 – Preparo para técnica cirúrgica.

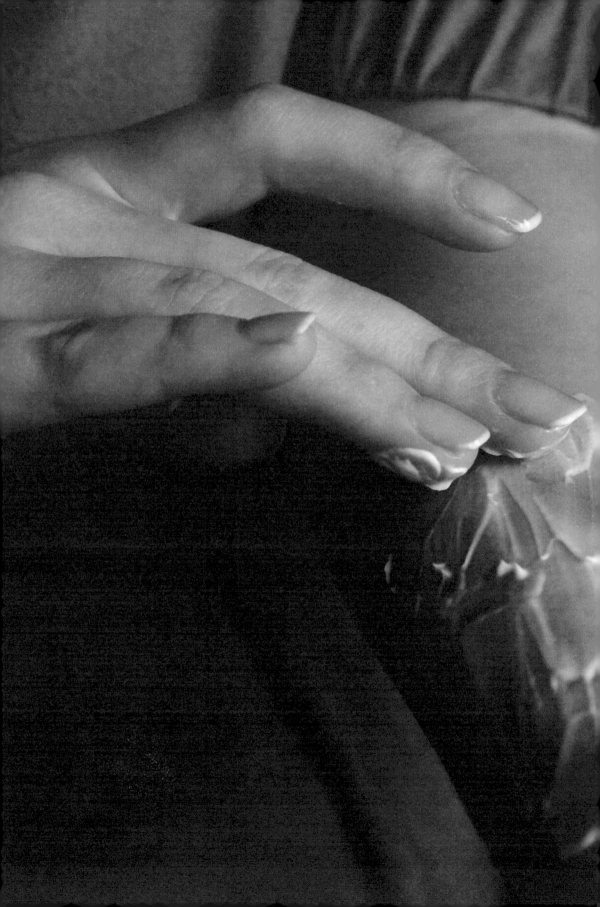

PARTE

3

CURATIVOS

Capítulo

12

LIMPEZA DAS FERIDAS

Neste capítulo, você estará apto a:

- Reconhecer que a limpeza das feridas é a parte inicial do curativo. Após avaliação feita pelo enfermeiro e definido o tipo de produto ser utilizado, dá-se início ao tratamento das lesões no modo prático.

- Identificar os princípios básicos para os curativos de modo geral (em capítulos adiante serão abordadas as características específicas para cada tipo de curativo).

O processo de limpeza das feridas é o início de todo o processo técnico para se obter um resultado desejado no tratamento das lesões. Após o processo de análise e avaliação da lesão, o próximo passo é sua limpeza. Para darmos início a esse processo, é importante ressaltar os principais objetivos da limpeza das feridas:

a) Proteção da pele.
b) Remoção de detritos e corpo estranho.
c) Remoção de microrganismos.
d) Limpeza e remoção de exsudato.
e) Remoção de tecido necrosado.

A limpeza deve ser feita inicialmente com solução fisiológica 0,9%, em temperatura ambiente ou morna (previamente aquecida). A reparação do tecido tegumentar não evolui adequadamente enquanto os agentes externos não forem removidos do leito da ferida,[1] e esse processo ocorre à medida que a limpeza for realizada.

O estado nutricional e as condições gerais do indivíduo são fatores que contribuem para a regeneração e reparação do tecido tegumentar,[1] [4] auxiliando as terapias tópicas e dando suporte à ação fisiológica do processo de recuperação do tecido. Outro fator importante é a **autólise**, que ocorre quando a ferida apresenta três aspectos:

a) Crosta seca e endurecida.
b) Quando o tecido necrosado apresenta aspecto de bolha ressecada.
c) Quando os sinais de infecção não existem no local da ferida.

Lembrete!
Autólise: processo de rejeição do tecido necrótico que ocorre por meio de mecanismos intrínsecos. Processo natural do organismo.[1]

TÉCNICAS DE LIMPEZA

Após a avaliação e abordagem individual de cada paciente, devemos escolher a técnica que será utilizada para aquele tratamento. Além do conhecimento técnico no assunto, é indispensável que o profissional tenha bom censo e coerência para atingir seus objetivos traçados.

Independentemente da técnica padronizada, o uso de equipamentos de proteção individuais (EPIs) é indispensável tanto para o profissional como para a segurança do paciente.

Classificamos as técnicas de limpeza em dois tipos: técnica limpa e técnica estéril.

12.1.1 Técnica limpa

a) Indicada para cuidados locais de feridas abertas, feridas crônicas, feridas cirúrgicas e não cirúrgicas, independentemente do local a ser realizada (clínica, hospital, residências e outros) e da região em que se encontra a lesão.

CAPÍTULO 12

b) **Técnica**: lavagem das mãos, utilização de luvas de procedimentos, uso individual de materiais.

12.1.2 Técnica estéril

a) Indicada para portadores de lesão de pele com infecção e imunodeprimidos.
b) **Técnica**: lavagem e degermação das mãos, uso de luvas estéreis, uso de materiais estéreis (pinças e outros).

12.2 DESBRIDAMENTO

O desbridamento consiste na remoção de tecido desvitalizado ou necrosado que se encontra na ferida, com o objetivo de acelerar a cicatrização e reparação da ferida.[1]

O **desbridamento**, além de promover a limpeza da ferida, reduz e impede a proliferação bacteriana do local, promovendo condições melhores de se iniciar o processo de cicatrização.

> **Lembrete!**
> O **desbridamento** é contraindicado para os casos de feridas secas e estáveis.

12.2.1 Tipos de desbridamento

O desbridamento pode ser de dois tipos:
a) **Seletivo:** quando o processo de remoção do tecido desvitalizado ou necrosado acontece sem afetar o tecido vivo.
b) **Não seletivo**: quando o processo de remoção do tecido desvitalizado ou necrosado afeta também o tecido vivo, de forma tanto natural como provocada.

12.2.2 Técnicas de desbridamento

As técnicas de desbridamento são realizadas através de material cortante, como lâminas de bisturi ou tesouras, e podem apresentar dois tipos de técnica:
a) **Técnica conservadora:** quando é realizada uma retirada seletiva do tecido necrosado,[1] não comprometendo os tecidos vivos próximos à lesão.
b) **Técnica cirúrgica:** consiste na retirada maciça do tecido necrosado ou desvitalizado.[1] Esse tipo de técnica deve ser realizado pelo médico, em centro cirúrgico, preferencialmente com o paciente anestesiado e não somente com anestesia local.

LIMPEZA DAS FERIDAS

12.2.3 Métodos de desbridamento

Existem três métodos de desbridamento:

a) **Desbridamento mecânico:** método não seletivo que consiste na remoção do tecido necrosado ou desvitalizado, bem como da presença de corpos estranhos do leito da ferida.[1] [2] É realizado por meio de fricção ou técnica cirúrgica, utilizando-se gazes ou esponja macia própria para esse tipo de procedimento. A solução fisiológica a 0,9% deve ser preparada em seringas, aspirada em seringas de 20 ml e com a ajuda de uma agulha de calibre grosso, tipos 27 × 8 ou 40 × 12 e é espalhada na ferida por meio de jatos, que irrigam toda a lesão. Em seguida, com o leito da ferida úmido, utiliza-se o instrumental para a retirada do tecido. Método indicado para feridas com sinais visíveis de infecção e presença de lesão tissular.

b) **Desbridamento químico:** método seletivo, realizado por meio da ação de enzimas exógenas atóxicas não irritantes,[1] que são aplicadas nas lesões. Trata-se de medicação de uso tópico, como, por exemplo, a fibrinolisina, a colagenase e a papaína.

c) **Desbridamento autolítico:** método que ocorre de forma natural, por autodesintegração das células degeneradas pela ação de enzimas e leucócitos.[1] Para melhor resultado, o leito da ferida deve ser mantido úmido e as coberturas para essa lesão devem ser do tipo que retêm a umidade, como, por exemplo, hidrocoloides finos, gazes embebidas em ácidos graxos essenciais (AGE) e filmes transparentes de poliuretano. As coberturas devem estar no plano de ação do enfermeiro, de acordo com a indicação clínica e particularidade de cada lesão.

12.3 LIMPEZA FÍSICA

A limpeza física da ferida nada mais é do que o emprego de irrigação com solução fisiológica a 0,9% e agulha de calibre 12 em toda a extensão da lesão, com o auxílio de compressas úmidas, banhos, duchas e outros tipos de curativo apropriados para cada tipo de lesão.

O uso de antissépticos é bem comum na limpeza das feridas, porém devem ser avaliadas as vantagens e desvantagens de cada produto, bem como seu custo/benefício para o paciente e para a instituição.

Destacamos a seguir alguns produtos utilizados com maior frequência e com que se obtém bons resultados:

a) Solução fisiológica a 0,9%.

b) Solução de Ringer.

c) Cloramina.

d) Polivinilperrolidona (PVPI) a 10% e iodo a 1%.

e) Clorexidina.

12.4 PRODUTOS UTILIZADOS PARA LIMPEZA, DESINFECÇÃO E ANTISSEPSIA

Para entendermos melhor a ação dos produtos utilizados na limpeza das lesões de pele, veremos a seguir a definição dos produtos para a limpeza, desinfecção e antissepsia.

a) **Sabão:** são sais sódicos, com ação tensoativa, ou seja, detergente, que permite a retirada pela água de sujidade e microrganismos não residentes.

b) **Antissépticos:** são substâncias hipoalergênicas, de baixa causticidade, que inibem ou matam o crescimento de microrganismos na pele. Seu uso não é aconselhável sobre superfícies, exceto iodo e álcool, que possuem ação desinfetante. Esses produtos têm suas ações alteradas em exposição à luz e à temperatura. Os mais indicados para uso hospitalar são: álcool etílico, clorexidina e compostos de iodo, como o PVPI.

Lembrete!
Existe uma serie de antissépticos no mercado, com variadas escalas de custo, porém deve-se fazer uso dos que são licenciados pelo Ministério da Saúde.

O Quadro 12.1 mostra as características de cada produto:

Quadro 12.1 – Características dos produtos utilizados para limpeza de lesão de pele

PRODUTO	AÇÃO/ATIVIDADE	INDICAÇÃO	OUTRAS CONSIDERAÇÕES
Álcool etílico a 70%	• Age por desnaturação de proteína. • Atua em gram-negativos e positivos. • Tem sua atividade reduzida na presença de matéria orgânica. • Tem sua ação germicida ao secar. • Provoca ressecamento das mãos pelo uso contínuo. • Tem ação imediata e age por até três horas após exposição.	• Limpeza e desinfecção de artigos semicríticos e superfícies fixas. • Antissepsia das mãos após a lavagem das mesmas. • Antissepsia da pele para venopunção. • Antissepsia do coto umbilical.	• É aconselhável o uso de emolientes, como glicerina a 2%, a ser utilizada pelos profissionais após o uso contínuo do álcool etílico.
Clorexidina	• Rompe a membrana celular dos micróbios e precipita seu conteúdo. • É mais potente para gram-positivos do que negativos. • É um bom fungicida. • Não tem ação esporacida, mas age contra vírus lipofílicos, como HIV, herpes simples e influenza. • Inicia sua ação após 15 segundos de fricção, e seu efeito residual é de cinco a seis horas. • Baixa toxicidade.	• Solução aquosa a 4% = em antissepsia da pele e mucosa. • Solução alcoólica = antissepsia complementar e demarcação da pele no campo cirúrgico. • Detergente líquido + solução aquosa a 4% = degermação do campo cirúrgico e antissepsia das mãos e antebraço no pré-operatório da equipe cirúrgica. • Antissepsia das mãos e banho em recém-nascidos.	• Pode ter sua ação anulada por sabão, soro, sangue ou detergentes. • Baixa toxidade ao contato. • Pode causar ceratite e ototoxidade, se aplicado diretamente nos olhos e ouvidos.

PRODUTO	AÇÃO/ATIVIDADE	INDICAÇÃO	OUTRAS CONSIDERAÇÕES
PVPI – polivinilperrolidona 10% e iodo 1%	• Tem sua ação na parede celular, substituindo seu conteúdo por iodo livre. • É virucida, tuberculicida, fungicida e inseticida. • É bactericida para gram-positivos e negativos. • Seu efeito residual é de 6 a 8 horas, e começa a agir após 2 minutos de contato com a pele.	• Degermante = utilizado para degermação da equipe e do campo cirúrgico. Ao redor das feridas, deve ser usado somente em pele íntegra. • Tópico = solução aquosa, usado em antissepsia de mucosas e curativos, feridas superficiais e queimaduras. • Tintura de Iodo = solução alcoólica, utilizada em antissepsia do campo operatório após o PVPI degermante para demarcação da área cirúrgica.	• É inativado por substâncias orgânicas. • É contraindicado para recém-nascidos.
Álcool iodado 0,5% a 1%	• Tem ação bactericida, virucida, fungicida, tuberculicida. • É irritante para a pele. • Não tem ação residual e deve ser removido após secagem.	• Utilizado para preparo da pele do campo operatório. • Antissepsia da pele para pequenos procedimentos invasivos.	• Não esporacida.

Fonte: Geovanini (2009).[1]

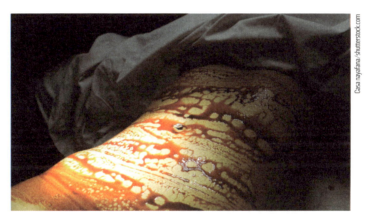

Figura 12.1 – Utilização do PVPI para marcação da área cirúrgica.

O preparo do leito da ferida é de extrema importância para contribuir com o processo de cicatrização e auxiliar na eficácia das medidas terapêuticas implantadas no planejamento individual do paciente. Veremos no Capítulo 13 as etapas do preparo do leito da ferida.

Lembrete!

A primeira etapa para abordar uma ferida é realizar uma avaliação global: do paciente, da lesão, do tratamento disponível e do comprometimento do paciente e sua família com o tratamento proposto.

Capítulo

13 PRODUTOS PADRONIZADOS PARA TRATAMENTO DE FERIDAS

Neste capítulo, você estará apto a:

- Entender que são várias as dificuldades encontradas no tratamento de lesões de pele, assim como várias são as tecnologias e estudos nessa área.

- Absorver o conhecimento sobre a importância tecnológica e os avanços na padronização de produtos terapêuticos para o tratamento de lesões de pele.

Durante muito tempo, o tratamento de lesões de pele era realizado somente com solução fisiológica e aplicação de alguns produtos indicados pelo médico. Muitos produtos traziam mais malefícios que benefícios para a reparação tecidual,[2] sendo os mais conhecidos o mercurocromo e a água oxigenada. Hoje, a maioria das terapêuticas de tratamento se faz pelo conhecimento e indicação do enfermeiro especializado nessa área.

Todo esse conhecimento é resultado de vários anos de estudos e da busca pelo melhor método para a recuperação tecidual. Destacamos neste capítulo a importância do avanço tecnológico na área da saúde, especificamente na área de enfermagem em estomaterapia, o que vem permitindo uma qualidade excelente no atendimento de pacientes portadores de lesão de pele.

13.1 MEDICAMENTOS

Embora a reparação tecidual seja um processo sistêmico, é necessário favorecer condições locais através de terapia tópica adequada para viabilizar o processo fisiológico.[4] A terapia tópica de feridas é norteada pelos seguintes princípios:

a) Remover tecidos necróticos e corpos estranhos do leito da ferida.

b) Identificar e eliminar processos infecciosos.

c) Absorver o excesso de exsudato.

d) Manter o leito da ferida úmido.

e) Promover isolamento térmico.

f) Proteger a ferida de traumas e invasão bacteriana.

Tendo em vista diversos produtos existentes no mercado, eles foram classificados de acordo com suas indicações, mecanismo de ação, vantagens e limitações. Desta forma, classificam-se em:

a) **Epitelizantes:** produtos que contenham substâncias que aceleram o processo de epitelização.

b) **Absorventes:** produtos com a função de absorver secreções do leito da ferida.

c) **Desbridantes:** produtos com substâncias químicas com o poder de degredarem os tecidos necróticos.

d) **Antibióticos:** produtos que contêm em sua fórmula substâncias bactericidas e bacteriostáticas, que impedem o crescimento bacteriano no leito da lesão de pele.

e) **Antissépticos:** produtos que contêm substâncias que reduzem a microbiota e a flora microbiana, presente nos tecidos vivos.

f) **Protetores:** denominados os **"produtos de cobertura"** para as lesões de pele, suas funções são proteção física ao leito da lesão e tratamento local com mais ação.

É importante ressaltar que todas as substâncias químicas apresentam formas farmacológicas variadas, podendo ser gel, pomadas, óleos, cremes e outras, sendo denominadas todas como **cobertura**, pois estarão em contato direto com o leito da lesão, promovendo a cobertura do local.

CAPÍTULO 13

Essas **coberturas** se classificam em:

a) **Primárias:** quando entram em contato direto com a pele ou com o leito da ferida.

b) **Secundárias:** quando são utilizadas como coberturas finais, muitas vezes para a proteção da cobertura primária que deverá permanecer mais tempo em contato com a lesão.

Os Quadros 13.1 a 13.6 trazem uma amostra desses produtos, seu princípio ativo, indicação, contraindicação e as vantagens e desvantagens dos mais indicados.

Quadro 13.1 – Grupo epitelizantes

Princípio ativo	Produto/ Nome comercial	Indicação	Contraindicação	Vantagens	Desvantagens
AGE – Ácidos graxos essenciais	Dersani®	Lesão de qualquer tipo, infectada ou não, independentemente da fase em que se encontra.	Não existe.	• Fácil aplicação. • Interage com outros produtos. • Não contém substâncias que possam causar irritação.	• Necessita de troca diária. • Requer cobertura secundária. • Tem uma boa relação custo/benefício, apesar de ser de alto custo.

Quadro 13.2 – Grupo absorventes

Princípio ativo	Produto/ Nome comercial	Indicação	Contraindicação	Vantagens	Desvantagens
Alginato de cálcio	Kaltostat® Acquacel®	• Lesões de pele cavitárias. • Com grande quantidade de exsudato. • Com ou sem sangramento. • Infectadas ou não.	• Feridas secas. • Não associar a agentes alcalinos.	• Controle do exsudato e/ou sangramento. • Menos trocas de curativo.	• Alto custo. • Requer cobertura secundária. • Pode haver troca diária dependendo da quantidade de saturação do produto.
Hidropolímeros	Cavity® Transorbent® Polymen®	• Feridas exsudativas. • Feridas limpas. • Feridas profundas ou superficiais. • Lesões em processo de granulação.	• Feridas secas ou com baixa exsudação.	• Não adere ao tecido. • Acelera o desbridamento autolítico. • Nos produtos transparentes permitem a monitorização da lesão sem abrir o curativo.	• Tamanhos padronizados, não possibilitando cortes e aproveitamento do produto. • Não requer cobertura secundária.

100

PRODUTOS PADRONIZADOS PARA TRATAMENTO DE FERIDAS

Quadro 13.3 – Grupo desbridantes

Princípio ativo	Produto/ nome comercial	Indicação	Contraindicação	Vantagens	Desvantagens
Hidrogel	Hydrosorb® Hidrosorb plus® Intrasite gel®	• Feridas secas, limpas e superficiais. • Enxertos, úlceras e queimaduras. • Para processos umidificantes e acelerador de desbridamento autolítico.	• Feridas cirúrgicas. • Feridas que cicatrizam por primeira intenção. • Pele íntegra. • Feridas com exsudato. • Feridas com infecção fúngica..	• Pode ser utilizado em várias fases da cicatrização. • Mantém o leito da ferida úmido.	• Não é próprio para qualquer tipo de lesão. • Requer cobertura secundária. • Requer repetidas trocas. • Pode macerar o tecido.
Hidrocoloides	Tegasorb® Hydrocool® Biofilm®	• Feridas secas, com dano parcial de tecido. • Feridas cirúrgicas que cicatrizam por primeira intenção. • Para processos umidificantes e acelerador de desbridamento autolítico.	• Queimaduras de terceiro grau. • Lesão com danos expressivos de tecido. • Feridas infectadas.	• Própria para todas as fases da cicatrização. • Preservam o tecido de granulação. • Mantêm o meio úmido.	• Pode ocorrer maceração de tecido em alguns casos. • Precisa de cobertura secundária.
Enzimas proteolíticas	Iruxol mono® Kollagenase® Fibrase® Papaína®	• Desbridamento químico. • Desbridamento enzimático.	• Feridas limpas. • Feridas em processo de granulação.	• Aceleram a fase defensiva da cicatrização. • Baixo custo. • Estimulam a força tênsil da cicatrização. • Fácil manipulação.	• Têm instabilidade no tratamento. • Exigem coberturas secundárias finas. • Trocas diárias. • No caso da papaína, as trocas devem ser constantes para monitorar a ferida.

Quadro 13.4 – Grupo antibiótico

Princípio ativo	Produto/ nome comercial	Indicação	Contraindicação	Vantagens	Desvantagens
Carvão ativado e prata	Actisorb plus® Carboflex®	• Ação bactericida. • Feridas infectadas, exsudativas e com odor. • Feridas superficiais ou profundas.	• Feridas limpas e secas. • Queimaduras. • Feridas em processo de granulação.	• Pode permanecer no leito da lesão por no mínimo 24 horas. • Pode ser feita associação com AGE e alginatos. • Não precisa de troca diária.	• Não pode ser cortado, podendo ocorrer desperdício do produto e lesão à pele íntegra. • Não pode ser utilizado em processo de granulação. • Exige monitorização constante.

101

CAPÍTULO 13

Princípio ativo	Produto/ nome comercial	Indicação	Contraindicação	Vantagens	Desvantagens
Sulfadiazina de prata	Dermazine® Pratazine® Dermazine®	• Ação bactericida e bacteriostática. • Controle da infecção no leito da lesão. • Para feridas infectadas. • Feridas com tecido necrosado.	• Pacientes com hipersensibilidade a prata.	• Baixo custo. • Fácil aquisição.	• Não é de fácil absorção. • Pode deixar resíduos sobre a lesão. • Deve ser trocado duas vezes ao dia. • Precisa de cobertura secundária.

Quadro 13.5 – Grupo antisséptico

Princípio ativo	Produto/ nome comercial	Indicação	Contraindicação	Vantagens	Desvantagens
Biocidas	Álcool etílico a 70% Clorexidina	• Inibir o crescimento de microrganismos em tecidos vivos, pele e mucosas. • Tem ação antisséptica e desinfetante. • Desinfecção de superfícies e antissepsia da pele.	Não existe.	• Baixo custo. • Baixa toxicidade.	• Não tem ação esporacida.

Quadro 13.6 – Grupo protetores – coberturas

Princípio ativo	Produto/ nome comercial	Indicação	Contraindicação	Vantagens	Desvantagens
Filmes semipermeáveis	Opsite® Bioclusive® Tegaderm®	• Feridas secas. • Queimaduras. • Como cobertura secundária. • Proteção e fixação de cateteres.	• Feridas exsudativas. • Feridas infectadas. • Em pós--operatório imediato com suspeita de exsudação.	• Facilitam a monitorização da lesão. • Não requerem troca diária. • São coberturas finais. • Adaptam-se a diversas regiões do corpo.	• Podem provocar reação local. • Podem ser permeáveis a alguns agentes de uso tópico.

13.2 CONSIDERAÇÕES GERAIS SOBRE OS PRODUTOS

É importante que sejam feitas algumas considerações quanto a determinados produtos padronizados para o tratamento de lesões de pele, mencionados nos Quadros 13.1 a 13.6:

a) **Ácidos graxos essências:** Dersani® – AGE, sua principal vantagem é não ter contraindicação quanto ao uso, porém seu custo encarece o tratamento em virtude da quantidade que deve ser utilizada.

b) **Enzimas proteolíticas:** foram os produtos pioneiros no mercado para tratamento de lesões de pele, porém, hoje, não existe muito critério para sua utilização, podendo ser facilmente encontrado no mercado, o que deixa o produto vulnerável para que leigos o utilizem de forma errônea. Mesmo em algumas instituições, seu uso é indicado para qualquer tipo de lesão, o que pode acarretar mais danos ao paciente e ônus para a instituição.

> **Lembrete!**
> Um único produto não é capaz de reunir todas as propriedades que são necessárias para o tratamento da lesão de pele, por isso a associação de produtos é indicada com eficiência nos resultados.

13.3 PRODUTOS NÃO UTILIZADOS

Assim como temos os produtos mais indicados para o tratamento de lesões de pele, temos também os contraindicados, que podem complicar a evolução da ferida, podendo causar danos irreversíveis para o paciente.

Quadro 13.7 – Produtos contraindicados e suas características

Produto	Efeito sobre a lesão	Porque é contraindicado
Açúcar	Tem ação esfoliante, lesando o tecido de granulação.	• Fonte de infecção. • Atrai formigas e outros insetos. • Exige várias trocas.
Permanganato de potássio – KMNO4	Resseca os tecidos.	• Não deixa o leito da ferida tornar-se úmido.
Povedine – PVPI	Destrói os fibroblastos.	• Pode causar dermatite. • Absorção pela mucosa. • O uso prolongado pode causar insuficiência renal.
Antibiótico tópico	Seleção de flora bacteriana no local da lesão, prejudicando a cicatrização.	• Predispõe o paciente a hipersensibilidade ao antibiótico e a dermatites locais.
Corticoides	Desfavorece o processo inflamatório.	• Retarda o processo de cicatrização.
Éter ou benzina	Ação irritante.	• Promove o ressecamento do tecido.
Violeta genciana	Citotóxica e dificulta a granulação do tecido.	• Promove o ressecamento da lesão.
Lidocaína gel	Não promove efeito anestésico sobre a lesão.	• Inibe a ação de outros produtos.
Vaselina	Promove a impermeabilização da pele.	• Dificulta a ação de outros produtos.

Capítulo

14 TÉCNICAS BÁSICAS DE CURATIVOS

Neste capítulo, você estará apto a:

- Identificar as técnicas básicas para se realizar um curativo, quer seja seu plano traçado, quer seja o ambiente favorável para a realização dessas boas práticas.

- Compreender que, para se obter um bom resultado, além da prática utilizada, deve-se considerar o indivíduo como um todo, desde a sua lesão até suas condições gerais.

O principal objetivo do curativo é favorecer o processo de cicatrização e minimizar os fatores que possam retardá-lo.[1] Deve ser confortável, ideal para que permaneça por mais tempo limpo, e, quando necessário, deve-se pensar em "sustentação" e "imobilização", itens que auxiliam na conduta de uma boa recuperação da área lesionada.

Existem divergências e controvérsias sobre o tipo de tratamento escolhido, levando em consideração os fatores locais que o afetam.[1] Por isso, faz-se necessário o estudo contínuo do comportamento das lesões durante o tratamento. Na maioria das vezes, é preciso utilizar mais de um tipo de curativo ou trocar a técnica e o produto escolhido para que a evolução aconteça. Para isso, a documentação desse curativo deve estar em dia, ou seja, deve-se registrar em prontuário todo acontecimento diário da evolução do curativo.

14.1 PREPARO DO AMBIENTE

É o primeiro item a ser observado pela equipe de enfermagem para a realização do curativo:

a) **Em ambiente ambulatorial e hospitalar:**

- Sala própria e dentro das normas de preconização da CCIH local e do Ministério da Saúde – chão e parede laváveis, lavabo com torneiras especiais, lavabo com cuba mais profunda para lavagem de membros, porta de correr, luz direta, janelas com tela de proteção, ventilação ambiente.
- Antessala para guardar os pertences do paciente e de seu acompanhante – evitando assim que ele entre na sala de curativo com pertences, o que pode se tornar um meio de contaminação local.
- Maca e cadeira para o paciente.
- Armário com divisão para materiais estéreis e de uso comum.
- Foco auxiliar.
- Mesa auxiliar para curativo.
- Local para anotação e guarda do prontuário.
- Lixos em tamanho adequado para o procedimento e para a sala.
- Orientar o paciente sobre o procedimento a ser realizado, produto a ser utilizado e sua ação.

b) **No leito do paciente:**
- Se em quarto de dois leitos ou mais, providenciar biombo para proteção do paciente.
- Reunir todo material necessário em bandeja própria para curativo no postinho de enfermagem e levar para o quarto, ou dispor de carrinho de curativo na unidade, que deve ser levado para o quarto: algumas instituições não levam o carrinho de curativo para dentro dos quartos, apenas permanecem do lado de fora e a enfermagem prepara a bandeja para uso no quarto.
- O quarto deve estar arejado, porém sem corrente de ar.
- As portas devem ser fechadas, evitando assim a propagação de microrganismos.
- Orientar o paciente sobre o procedimento a ser realizado, produto a ser utilizado e sua ação.

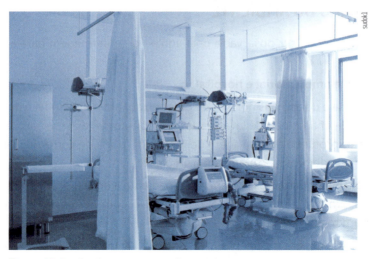

Figura 14.1 – Cortina para separação de leitos.

c) **Em domicílio:**
- Reunir todo o material que irá utilizar em bandeja própria para curativo.
- Acomodar o paciente em local mais apropriado possível, verificando as condições do paciente para se locomover e as do ambiente disponíveis para tal procedimento.
- Evitar aglomeração de familiares.
- Preparar local para desprezar o material.
- Orientar o paciente sobre o procedimento a ser realizado, produto a ser utilizado e sua ação.

TÉCNICAS BÁSICAS DE CURATIVOS

14.2 PREPARO DO LEITO DA FERIDA

Preparar o leito da ferida é fundamental para que o planejamento e a sistematização no manejo dessa ferida sejam eficientes. Esse preparo do leito acelera a cicatrização e auxilia na eficiência das medicações tópicas que serão utilizadas.

A sistematização do tratamento de feridas ocorre por meio de ações simples que visam remover as barreiras que impedem a cicatrização.[12] Essas barreiras receberam as siglas TIME, onde cada letra significa uma barreira a ser removida.[1] [12]

As letras referem-se a palavras em inglês:

a) **T (_tissue non viable_ – tecido não viável):** tecido não viável, necrótico ou deficiente de continuidade.

b) **I (_infection or inflammation_ – tecido com inflamação ou infecção)** tecido com inflamação local ou infecção instalada.

c) **M (_moisture imbalace_ – manutenção da umidade):** descreve o equilíbrio da lesão.

d) **E (_edge of wound advancing_ – espaço morto que não avança):** epitalização das bordas da lesão.

Preparamos no Quadro 14.1 as características de cada etapa. Observe-as:

Quadro 14.1 – Etapas da sistematização do leito de feridas

Esquema "TIME"		
ETAPA	**AÇÃO**	**EFEITOS**
T - _tissue non viable_ – tecido não viável	Promover o desbridamento instrumental, autolítico, mecânico ou enzimático.	• Restauração da base da ferida. • Restauração da matriz extracelular.
I - _infection or inflammation_ – tecido com inflamação ou infecção	Controle e remoção da inflamação ou infecção com uso de antimicrobianos e anti-inflamatórios.	• Redução da inflamação e/ou infecção.
M - _moisture imbalace_ – manutenção da umidade	Aplicação de coberturas que tendem a balancear a umidade do leito da ferida, contribuindo para o controle do excesso de exsudato.	• Migração das células epiteliais. • Evitar o ressecamento e a maceração do tecido. • Controlar o edema e excesso de fluidos. • Controlar a umidade.
E- _edge of wound advancing_ – espaço morto que não avança	Reavaliar todo o processo, causas e terapias corretivas, possibilidade de um novo desbridamento, enxerto de pele, ação de agentes biológicos e terapias complementares.	• Avanço da margem da ferida.

Fonte: GEOVANINI (2009).[1]

CAPÍTULO 14

14.3 MATERIAL A SER UTILIZADO

Os materiais básicos para a realização de uma boa técnica a ser realizada vão depender do planejamento e da estrutura local. É de extrema importância que o enfermeiro responsável pelo planejamento tenha conhecimento amplo do assunto.

Veja a seguir itens que não podem faltar:

a) Pacote estéril de curativo ou bandeja completa de curativo.
b) Solução fisiológica a 0,9%.
c) Seringas de 20 ml.
d) Agulhas de grande calibre, como: 40 × 12; agulhas 40 × 12 para fazer o "jato" no local da lesão.
e) Gazes estéreis.
f) Esparadrapo®, micropore®, fita-crepe®, de diversas medidas.
g) Tesoura.
h) Luvas de procedimento e luvas estéreis.
i) Impermeável para proteção da cama.
j) Saco plástico para lixo.
k) Campos cirúrgicos.
l) Quando indicados: almotolias com antisséptico, pomadas, cremes e outros produtos para lesões de pele.
m) Chumaço, algodão, ataduras de crepe.
n) Outros produtos que façam parte do plano estratégico da equipe.

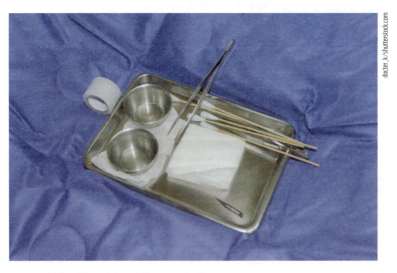

Figura 14.2 – Material estéril para curativo.

14.4 PROCEDIMENTO

É a realização do processo, o início do curativo:

a) Explicar todo o processo que acontecerá, em linguagem de fácil entendimento, ao paciente e seu familiar, quando presente.
b) Preparar o ambiente, fechando portas e janelas, desocupando mesa de cabeceira e protegendo o paciente com biombo, quando necessário.
c) Separar todo material e levar próximo ao paciente.
d) Proceder à lavagem das mãos.
e) Acomodar o paciente em posição confortável e de fácil manipulação para a enfermagem.
f) Calçar luvas de procedimento para retirada do curativo existente.
g) Trocar as luvas e, se necessário, por luvas estéreis.
h) Proceder à técnica de curativo determinada no planejamento estratégico do paciente.
i) Após o término, deixar o paciente confortável.
j) Providenciar a limpeza do local.
k) Retirar as luvas.
l) Lavar as mãos.
m) Fazer as anotações em prontuário próprio.

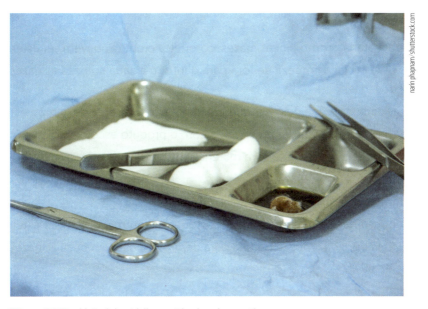

Figura 14.3 – Material estéril para técnica de curativo.

CAPÍTULO 14

14.5 CONSIDERAÇÕES

Algumas considerações devem ser levadas em conta pelo profissional de enfermagem que estará realizando o curativo, bem como toda a equipe interdisciplinar. Veja a seguir:

a) **Na preparação**

- A lavagem e antissepsia das mãos precedem a organização e ordem do material.
- Deve-se utilizar avental e máscara, quando se tratar de feridas de grande porte ou múltiplas feridas.
- Deve-se proceder à degermação das mãos e utilizar luvas de procedimento, sempre.

b) **Na retirada do curativo sujo**

- Inicia-se a remoção pelo material de cobertura; primeiramente as ataduras de proteção.
- O material em contato direto com a ferida deve ser removido com pinça estéril ou luva, e a mesma deve ser trocada em seguida.
- Realizam-se as documentações das feridas: medidas, registros, fotos, não se esquecendo de providenciar o termo de consentimento específico assinado pelo paciente ou seu responsável legal.

c) **Nas feridas sépticas**

- Todo material, como pinças, gazes, cotonetes e outros, devem ser estéreis.
- Deve-se iniciar a limpeza de fora para dentro e a cada limpeza as gazes devem ser trocadas.
- A cavidade da ferida deve ser demarcada com compressa ou campo estéril.
- A cavidade toda deve ser preenchida com o produto escolhido.
- A cobertura deve ser feita com materiais absorventes e estéreis.

d) **Nas feridas assépticas**

- Todo material, como pinças, gazes, cotonetes e outros, devem ser estéreis.
- Deve-se iniciar a limpeza de fora para dentro, e a cada limpeza as gazes devem ser trocadas.

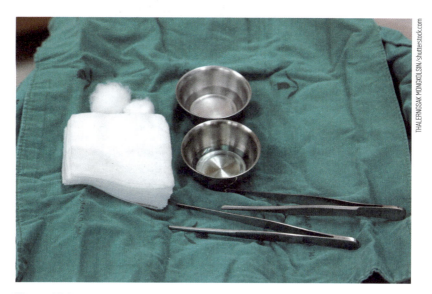

Figura 14.4 – Material para curativo e desbridamento.

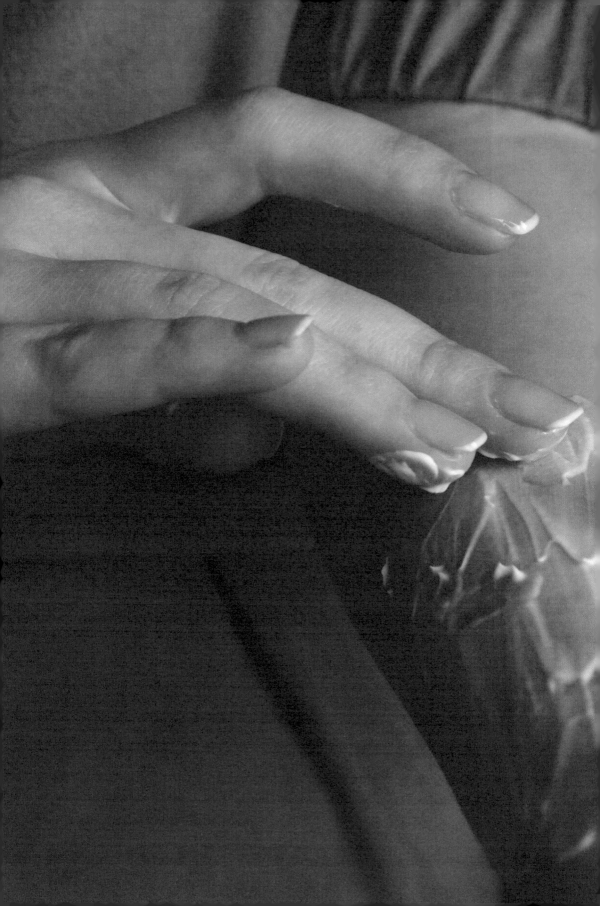

PARTE

4

CUIDADOS ESPECÍFICOS

Capítulo

15

PACIENTE ORTOPÉDICO

Neste capítulo, você estará apto a:

- Apreender que o indivíduo assistido em ortopedia é um paciente portador de doenças ou alterações musculoesqueléticas, geralmente de origem traumática, crônica ou degenerativa.

- Assimilar que o planejamento da assistência de enfermagem a esse tipo de paciente está diretamente ligado ao tipo de lesão desenvolvida e ao grau de integridade da pele comprometida.

15.1 INTRODUÇÃO

Geralmente, o paciente ortopédico tem a mobilidade física prejudicada relaciona-da ao seu processo patológico ou traumático,[2] e muitas vezes a mobilidade prejudi-cada pode estar associada ao uso de produtos necessários à sua terapêutica, como, por exemplo: órteses, próteses, fixadores externos e outros.

Diante dessa restrição, o paciente acaba se sentindo desconfortável, o que pode prejudicar seu próprio tratamento.

O objetivo da enfermagem com esse tipo de paciente é restabelecer e manter a máxima função dos sistemas neurológicos e musculoesqueléticos,[2] e para chegar a esse objetivo o profissional de enfermagem deve ser capaz de agregar conheci-mento para avaliar o paciente e os cuidados prestados.[2] [4]

15.2 CLASSIFICAÇÃO DAS FERIDAS ORTOPÉDICAS

Para o planejamento da assistência de enfermagem ao paciente com risco ou perda da integridade cutânea, é indispensável o conhecimento de conceito, etiologia, classificação e tipo de avaliação da ferida, além dos fatores que contribuem e preju-dicam a cicatrização.

a) **Quanto à etiologia:**

- **Cirúrgica:** decorrente de algum procedimento cirúrgico ou tratamento conser-vador com uso de algum tipo de equipamento.
- **Traumática:** decorrente de fraturas expostas ou não, ou escoriações causadas por agressão mecânica, térmica ou química.
- **Crônica:** lesão por pressão causada por mobilidade física prejudicada.

b) **Quanto à classificação geral:**

- **Limpa:** local não traumático, sem qualquer risco de inflamação ou infecção, sem entrada em direção aos tratos respiratório, alimentar, geniturinário ou orofaríngeo.
- **Limpa – contaminada:** pode ocorrer pequena entrada em direção aos tra-tos respiratório, alimentar, geniturinário ou orofaríngeo, sem contaminação incomum.
- **Contaminada:** feridas recentemente abertas por traumas, entrada em direção aos tratos respiratório, alimentar, geniturinário ou orofaríngeo.
- **Suja:** ferida traumática com cicatrização retardada pelo tecido desvitalizado.

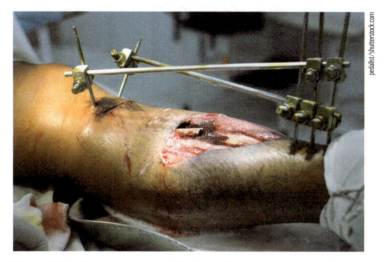

Figura 15.1 – Fratura com exposição de tecido tegumentar e fixador externo, com retardo da cicatrização.

c) **Quanto ao rompimento de estruturas superficiais:**
- **Feridas abertas:** ruptura de tecidos de revestimento, como, por exemplo, em fraturas expostas, com grande risco de infecções.
- **Feridas fechadas ou contusões:** caracterizam-se pela presença de edema, equimose e hematomas sem ruptura de tegumento.

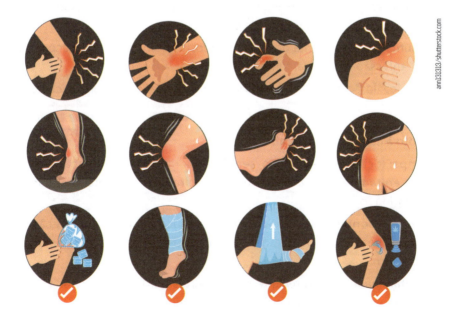

Figura 15.2 – Trauma fechado e tratamento com imobilização local.

d) **Quanto ao agente produtor da lesão:**
- **Agentes mecânicos: feridas incisas:** produzidas por deslizamento sobre a pele causado por instrumento de corte, como lâmina de barbear ou faca; **feridas pérfuro-incisas** – produzidas por instrumentos mais afiados, com ponta fina, com perfuração da pele, como tesoura e punhal; **feridas corto-contusas** – produzidas por instrumentos de gume afiado, como machado, foice ou enxada; **feridas pérfuro-contusas** – produzidas por projétil de arma de fogo; **feridas puntiformes** – produzidas por instrumentos perfurantes, finos, pontiagudos, causando lesão na pele em forma de pontos, como agulhas.

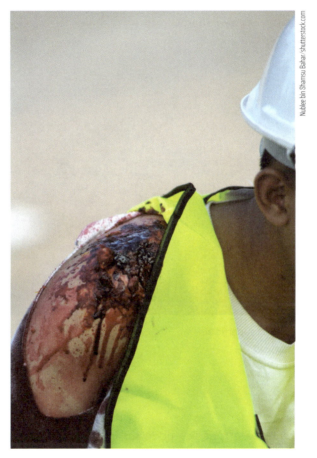

Figura 15.3 – Ferimento por arma de fogo.

e) **Quanto ao agente:**
- **Físico:** temperatura, calor, eletricidade e outros.
- **Químico:** vitriolagem – lesão produzida pelo ácido sulfúrico.

CAPÍTULO 15

f) **Quanto à penetração:**
- Ferida penetrante.
- Ferida não penetrante.

g) **Quanto à profundidade:**
- Ferida superficial.
- Ferida profunda.
- Ferida transfixante.

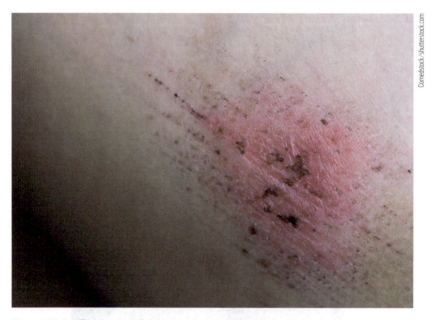

Figura 15.4 – Ferida superficial.

15.3 TRATAMENTO

O tratamento da lesão ortopédica pode ser feito de duas formas, conservadora ou cirúrgica, geralmente realizadas pelo serviço especializado em cirurgias traumato-ortopédicas.

O tratamento proposto e seu resultado dependerão de alguns fatores, como:
a) Infecção local ou predisposição a ela.
b) Procedência do trauma.
c) Tempo e local da lesão.
d) Gravidade do problema.

e) Presença de comprometimento vascular e tecido tegumentar.

f) Idade do indivíduo.

g) Condições clinicas, como nutrição, socioeconômicas e psicológicas.

As lesões ortopédicas geralmente causam dor, desconforto, déficit de locomo-ção, entre outras particularidades que afetam diretamente o psicológico do paciente. A instituição deve contar com pessoal preparado para esse tipo de atendimento, e a assistência de enfermagem deve intervir tão logo perceba as condições do indivíduo.

15.4 ASSISTÊNCIA DE ENFERMAGEM NO TRATAMENTO DE FERIDAS ORTOPÉDICAS

O plano de cuidados assistencial da enfermagem abrange dois objetivos princi-pais: administrativos e clínicos.

Ao objetivo administrativo, destacamos:

a) Definir o foco do cuidado.

b) Proporcionar critérios de revisão e avaliação do cuidado.

Nos objetivos clínicos, destacamos:

a) Proporcionar um conjunto de prioridades de acordo com as possibilidades de diagnósticos.

b) Proporcionar critérios de metas e resultados.

c) Proporcionar condições de revisão do planejamento.

d) Proporcionar intervenções especificas para o indivíduo como um todo.

e) Proporcionar condições de integração de todos os membros da equipe multidis-ciplinar no caso do paciente.

Um processo de enfermagem bem realizado contribui com um bom planejamen-to na assistência de enfermagem ao paciente com lesão de pele por trauma ortopé-dico. O diagnóstico de enfermagem deve estar embasado nos diagnósticos da North American Nursing Diagnosis Association (NANDA).[4]

A seguir destacamos algumas das etapas que contribuem para o diagnóstico NANDA:

a) **Investigação:** deve ser interpretada com exatidão, já pontuando os possíveis pro-blemas nessa primeira abordagem.

b) **Intervenção:** deve ter duas abordagens – **prevenção:** diminui os riscos para a in-tegridade da pele prejudicada; e o **tratamento de feridas:** o tratamento adequado inicial.

c) **Metas e intervenções:** essa etapa pode ser traçada partindo dos dados gerados pelos registros de enfermagem.

CAPÍTULO 15

Veja no Quadro 15.1 os possíveis diagnósticos de enfermagem e fatores relaciona-dos ao portador de lesão ortopédica.

Quadro 15.1 – Possíveis diagnósticos de enfermagem e fatores relacionados

Diagnóstico de enfermagem	Fatores relacionados
Mobilidade física prejudicada	Força de resistência diminuída secundária a um dano neuromuscular (artrite ou distrofia) ou dano musculoesquelético (fratura). Dor. Fraqueza muscular ou diminuição da agilidade motora.
Dor	Posicionamento impróprio. Pontos de pressão. Trauma tecidual e espasmos musculares secundários a diagnósticos musculoesqueléticos ou cirurgias.
Integridade da pele prejudicada	Traumatismo mecânico. Mobilidade prejudicada. Cirurgia.
Disfunção neurovascular periférica	Traumatismo. Tratamento: prótese deslocada, drenos obstruídos, aparelhos de imobilização e outros.
Infecção	Local para invasão de microrganismos secundários ao trauma.

Fonte: Blanes (2004).[4]

15.4.1 Intervenções a serem tomadas pela enfermagem

Destacamos a seguir algumas intervenções a serem tomadas juntamente com as já vistas anteriormente em todo o livro, que contribuem com a prevenção de lesões do sistema tegumentar ortopédico:

a) Investigar possíveis fatores causadores de imobilidade.

b) Promover a mobilidade e o movimento ideal ao portador de lesão ortopédica.

c) Promover o alinhamento dos membros, contribuindo com a prevenção de danos as articulações.

d) Investigar os fatores que possam aliviar a dor ou que estejam relacionados a ela.

e) Verificar sinais de irritação na pele.

f) Realizar curativos diários. Se necessário, solicitar ao médico analgesia antes do curativo.

g) Realizar os devidos registros em fichas próprias da instituição.

h) Avaliar as respostas do processo de cicatrização.

i) Avaliar a resposta ao planejamento.

Capítulo

16

PACIENTES PORTADORES DE OSTOMIAS

Neste capítulo, você estará apto a:

- Ter ciência de que as ostomias são recursos utilizados desde o século XVIII, quando surgiram as primeiras ostomias intestinais. A partir da década de 1950, que foi o marco no desenvolvimento da área de ostomias e equipamentos,[1] a evolução tecnológica só tem aumentado as expectativas de portadores de ostomias e de especialistas nessa área. Vale lembrar que a especialização em estomaterapia é exclusiva ao enfermeiro.

- Identificar os diferentes tipos de ostomia e as noções básicas e técnicas para a equipe de enfermagem que irá atuar no tratamento dos pacientes.

CAPÍTULO 16

16.1 INTRODUÇÃO

Toda doença provoca repercussões no indivíduo, em sua família e em seu círculo social. Mas existem doenças que acometem o indivíduo, obrigando-o a mudar seu estilo de vida e, consequentemente, alterando sua qualidade de vida.

As condições clínicas que levam à confecção de um estoma estão relacionadas às patologias de base das estruturas que compõem o sistema digestório, quer sejam benignas ou malignas, como doença de Chagas, polipose adenomatosa familiar, doença diverticular, proctite actínica, doença de Chron, câncer, traumas abdominais, entre outras.[1]

O impacto de um estoma na vida de qualquer indivíduo é uma experiência emocionalmente traumatizante e na qual o privado vem a público. Sentimentos de rejeição, de culpa e de ansiedade são permeados por distúrbios de imagem corporal, de identidade e, também, do desejo de sobrevivência. Nesse contexto, o ostoma é configurado como uma agressão à intimidade física, social e psicológica do paciente, que na maioria das vezes é forçado a adaptar-se a um novo comportamento ao seu estilo de vida.

De acordo com Santos,[54] ostomia, ostoma ou estoma são designativos oriundos do grego que significam boca ou abertura, utilizada para indicar a exteriorização de qualquer víscera oca através da parede abdominal.

O indivíduo pode submeter-se a uma cirurgia para a confecção de um estoma em caráter eletivo e/ou de emergência, mas, o enfermeiro não pode deixar de preocupar-se com o planejamento da assistência de enfermagem no período perioperatório, mesmo que esse seja comprometido pela emergência da cirurgia, pois disso depende o processo de reabilitação precoce do paciente e sua qualidade de vida.

16.2 CLASSIFICAÇÃO

Ainda de acordo com Santos,[54] o estoma recebe a denominação conforme o segmento exteriorizado, e seu aspecto normal é vermelho ou róseo, úmido por ser uma mucosa, indolor ao toque e facilmente sangrante à fricção.

Podem ser classificados[56] conforme a seguir:

a) **Quanto ao segmento exteriorizado:**
   - **Traqueia – traqueostomia:** comunicação da traqueia com o meio externo do organismo para a manutenção do processo respiratório.
   - **Estômago – gastrostomia:** comunicação do estômago com o meio externo do organismo para a manutenção do processo de ingesta e digestão de alimentos.
   - **Sistema urinário: bexiga – urostomia e citostomia:** comunicação de ureteres com o meio externo do organismo para a manutenção do processo excretor urinário.

- **Intestino delgado (ID):** comunicação das porções do ID com o meio externo do organismo para a manutenção do processo digestório e excretor. Sendo: **duodeno – duodenostomia, jejuno – jenunostomia** e **íleo – ileostomia**.
- **Intestino Grosso (IG):** comunicação das porções do IG com o meio externo do organismo para a manutenção do processo excretor. Sendo: **Colo – colostomia** – ascendente transversa ou descendente e **Sigmoide – sigmoidostomia**.

b) **Quanto ao tempo de permanência:**
  - **Temporária:** fica por um tempo determinado para proteção e recuperação de processo cirúrgico. Exemplo: anastomose intestinal.
  - **Permanente:** continua com o indivíduo para toda a vida. Exemplo: amputações do reto (oncológica).

c) **Quanto ao tipo de construção e confecção cirúrgica dos estomas intestinais:** objeto de nosso estudo neste capítulo:
  - **Em alça:** tem frequentemente caráter temporário. É quando uma única alça intestinal é exteriorizada e, nesta alça, são feitas duas saídas: uma proximal (funcional), que elimina o efluente produzido no SGI, e a saída distal (não funcional), que elimina resíduo fecal e muco produzidos.
  - **Terminal:** tem frequentemente caráter permanente. É quando uma única alça, com única saída, é confeccionada e exteriorizada.
  - **Duas bocas: Próximas:** onde é realizada em uma alça a confecção de dois estomas terminais, e as bocas estão colocadas juntas lado a lado. A boca proximal (funcional) elimina o efluente produzido no SGI, e a boca distal (não funcional) elimina resíduo fecal e muco produzidos. **Afastadas:** onde é realizada a confecção de dois estomas terminais e distantes um do outro, onde a boca proximal (funcional) elimina o efluente produzido no SGI e a boca distal (fístula mucosa não funcional) elimina resíduo fecal e muco produzidos.

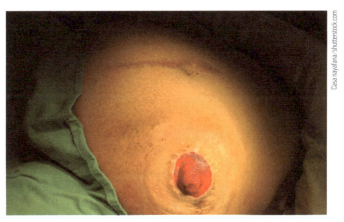

Figura 16.1 – Estoma – processo inicial.

CAPÍTULO 16

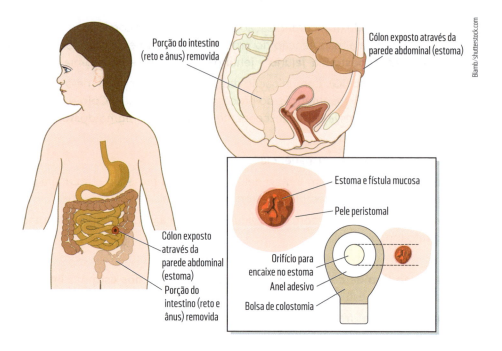

Figura 16.2 – Estoma – esquema de visualização no intestino.

16.3 ANATOMIA E FISIOLOGIA DO SISTEMA DIGESTÓRIO

O sistema digestório é formado por um conjunto de estruturas tubulares e órgãos anexos. Sua função é relacionada à digestão e absorção dos alimentos.

O alimento ingerido, na forma de macromoléculas, não pode ser absorvido pelas células, precisando passar por um processo de digestão, de macromoléculas para micronutrientes em um processo químico e físico, para então ser absorvido e utilizado como energia utilizável para o corpo em nível celular.

O sistema digestório é dividido em sua porção tubular em trato gastrointestinal (GI - canal tubular) e os órgãos anexos,[55] conforme mostra o Quadro 16.1:

Quadro 16.1 – Divisão do sistema digestório

Trato Gastrointestinal (Canal tubular)	Órgãos anexos (relacionados)	Função	Tipo de afluente
Cavidade oral	Dentes, língua, glândulas salivares	Recebe o alimento, mistura e tritura, dando início à digestão dos carboidratos.	Massa denominada de **bolo** alimentar.
Faringe		Transporta adiante o bolo alimentar por contrações musculares.	
Esôfago		Recebe o bolo alimentar e direcionando-o para o estômago.	

PACIENTES PORTADORES DE OSTOMIAS

Trato Gastrointestinal (Canal tubular)	Órgãos anexos (relacionados)	Função	Tipo de afluente
Estômago		Com ajuda de esfíncteres superior (cárdia) e inferior (piloro), o bolo alimentar é mantido no estômago e misturado ao suco gástrico, onde as proteínas sofrem a ação química e são parcialmente digeridas, sendo drenado o quimo para a porção subsequente.	Afluente liquefeito e denominado **quimo**.
Intestino delgado (duodeno, jejuno e íleo)	Fígado, vesícula biliar e pâncreas	Porção onde o quimo, ao chegar, recebe secreções biliares e pancreáticas que atuam sobre o demais nutrientes alimentares, como proteínas, gorduras e demais carboidratos, fragmentando e preparando-os para a absorção em grande parte no duodeno e, por peristaltismo intestinal, encaminha os resíduos desse processo para a porção seguinte.	Afluente é **líquido**, aquecido e ácido.
Intestino grosso (ceco, colo ascendente, colo transverso, colo descendente, colo sigmoide e canal retal)		Ao receber o resíduo produzido pelo processo de digestão e absorção no intestino delgado, as porções colônicas têm o papel de reabsorver principalmente a água e eletrólitos produzidos, mantendo assim o equilíbrio hidroeletrolítico do organismo.	Afluente no colo ascendente é **líquido**, aquecido e ácido. Afluente no colo transverso é **semipastoso**. Afluente no colo descendente é **pastoso**. Afluente no colo sigmoide é **sólido** e denominado bolo fecal (fezes).

Fonte: Elaborado pelas autoras.

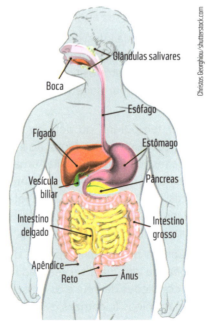

Figura 16.3 – Sistema digestório.

CAPÍTULO 16

16.4 CUIDADOS À PESSOA OSTOMIZADA NO PERÍODO PERIOPERATÓRIO

O período perioperatório compreende toda a experiência cirúrgica de um indivíduo. Ele se divide em pré-operatório, transoperatório e pós-operatório.

O acompanhamento do indivíduo submetido à confecção de um estoma pelo enfermeiro estomaterapeuta, desde o pré-operatório até o pós-operatório tardio, é fundamental para o sucesso da reabilitação e na adaptação do indivíduo a um novo estilo de vida.

Vale ressaltar ao paciente e familiares que foi criada a Portaria nº 400, de 16 de novembro de 2009, que estabelece Diretrizes Nacionais para a Atenção à Saúde das pessoas ostomizadas no âmbito do Sistema Único de Saúde (SUS), nas quais o Secretário de Atenção à Saúde, no uso de suas atribuições, considerou a Política Nacional de Saúde da Pessoa com Deficiência e a necessidade de garantir às pessoas ostomizadas a atenção integral à saúde e o pleno atendimento as suas necessidades,[57] bem como o direito ao recebimento de bolsas coletoras gratuitamente.[58]

16.4.1 Pré-operatório

Na consulta de enfermagem, o enfermeiro deve fazer o acolhimento do paciente e seus familiares e/ou cuidadores, tendo a preocupação de estabelecer uma comunicação ativa e terapêutica, com uma escuta qualificada para as dúvidas, inseguranças, ansiedade e temores, promovendo, então, o processo educativo desde os primeiros contatos e, se possível, utilizando recursos audiovisuais.

É bastante comum a necessidade da intervenção cirúrgica e da confecção de um estoma em situações de emergência, em virtude de traumas, obstruções e rupturas de órgãos. Os procedimentos pré-operatórios ficam prejudicados em decorrência do não planejamento da assistência de enfermagem, dificultando o processo de reabilitação precoce do indivíduo.[53]

Independentemente de ser temporária ou definitiva, a exteriorização do órgão exige do paciente inúmeros mecanismos de adaptação à sua nova condição de vida. Entre esses, encontra-se a necessidade de assimilar uma série de cuidados em relação à manutenção do estoma, como: higiene frequente para integridade da pele; observação das características normais do estoma em relação à cor, à forma, ao tamanho e à característica da mucosa; tempo de troca dos dispositivos coletores e de esvaziamento do conteúdo intestinal coletado pela bolsa [59] e aspectos nutricionais.

O enfermeiro estomaterapeuta deverá participar da demarcação do estoma levando em consideração o local da cirurgia a ser realizada e o local ideal para a confecção do estoma, avaliar as condições da pele e os músculos envolvidos na estrutura, identificar os acidentes anatômicos (cicatrizes, saliências ósseas, linha de dobraduras e outras estruturas pêndulas na proximidade) e atentar para o peso e biótipo do paciente.

126

16.4.2 Transoperatório

No transoperatório, a visita do enfermeiro do centro cirúrgico apresenta dois aspectos fundamentais relacionados à assistência. O primeiro diz respeito ao paciente, pois o fato de conhecer pessoalmente o enfermeiro contribui para minimizar a ansiedade e o medo frente ao ato cirúrgico. O segundo refere-se à oportunidade de interação com o enfermeiro da unidade de internação para a troca de informações acerca do paciente e do sistema coletor indicado para a instalação no pós-operatório.[60]

O enfermeiro do cirúrgico deverá escolher o sistema coletor adequado para a instalação no pós-operatório, que deve ser:

a) Transparente, permitindo visualização do estoma e seus efluentes.

b) Ter barreira de proteção da pele (placa de hidrocoloide).

c) Ter sistema de drenagem do efluente e, caso seja um estoma urinário, ter válvula de antirreflexo.

16.4.3 Pós-operatório

No pós-operatório, o objetivo estará focado na recuperação (prevenir e detectar complicações), estimulando e treinando o paciente para a adaptação ao novo estilo de vida e o autocuidado (higiene e o manuseio dos novos acessórios) para a alta.

A enfermagem deverá, ao cuidar do paciente, estabelecer o treinamento do cuidador o mais precocemente possível e consiste em:

a) Observar e avaliar as condições do estoma quanto à localização na parede abdominal, à ocorrência de sangramento e às características relacionadas à coloração, e aspectos da mucosa, com vistas a detectar precocemente complicações, como hemorragia, isquemia, necrose ou retração e protrusão, as quais podem indicar um novo procedimento cirúrgico de urgência.[60]

b) Observar e avaliar o efluente e prováveis alterações hidroeletrolíticas e, em caso de constipações, o treino da irrigação e o cuidado para evitar perfurações durante o procedimento.

c) Integrar o paciente a grupos de apoio e/ou a paciente ostomizado treinado e adaptado ao estoma.

d) Proceder a troca do sistema de 48 a 72 horas, e da bolsa quando necessário.

e) Demonstrar os cuidados de higiene do sítio cirúrgico, do estoma e da pele periestomal, utilizando água e sabão e protetores de barreira, se necessário.

f) O recorte do novo equipamento deve ser, no máximo, 3 mm de pele descoberta, evitando assim o contato da pele com o efluente.

CAPÍTULO 16

g) Avaliar o sistema coletor, a bolsa e sua aderência, bem como esvaziar a bolsa coletora quando atingir 1/3 do seu volume com efluente.

h) Indicar a nutricionista para as orientações nutricionais e, caso haja no serviço cartilha com orientações específicas, disponibilizá-la para o paciente.

i) Orientá-lo sobre a aquisição de bolsas coletoras fornecidas pelo sistema de saúde de sua cidade, após cadastramento na rede de saúde.

16.5 TIPOS DE PROTETOR E ACESSÓRIO

Cabe ao enfermeiro estomaterapeuta o apoio à escolha dos dispositivos adequados ao paciente e o treinamento no manuseio destes, levando em consideração as necessidades individuais (habilidades, limitações físicas e intelectuais, preferências), as características do estoma, presença de complicações e as condições socioeconômicas do paciente e comunidade.

Os equipamentos são divididos em três grupos: protetores cutâneos (da pele), bolsas coletoras e acessórios.

16.5.1 Protetores cutâneos

Os protetores cutâneos são utilizados para prevenir lesões de pele causadas pelo contato desta com o efluente do estoma, inclusive em virtude da constante troca da bolsa coletora (porção adesivada) e, também, são aplicados no tratamento de lesões cutâneas já instaladas, criando as condições adequadas para a cicatrização da lesão.

16.5.2 Bolsas coletoras

São um dispositivo aderido ao estoma (intestinal e urinário) e coletam o efluente eliminado. São confeccionadas com resina (hidrocoloide e hidrocoloide + Karaya) à prova de odor, hipoalergênicas e impermeáveis.

Classificam-se[56] em:

a) Sistema de uma ou duas peças (placas e bolsa).

b) Pré-cortada (medida exata do estoma) ou recortável (medido o estoma e após recortada pelo profissional/paciente).

c) Plana ou convexa (para estoma retraído).

d) Fechada ou aberta (drenável) com abertura inferior.

e) O plástico coletor pode ser transparente ou opaco.

f) A bolsa de urostomia deverá ter válvula de saída e sistema antirreflexo de urina.

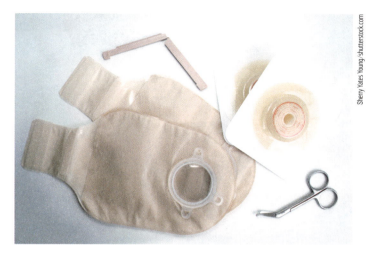

Figura 16.4 – Bolsa para colostomia.

16.5.3 Acessórios

Existe grande variedade e uso de acessórios no mercado para pacientes ostomizados. Todos visam a segurança e o conforto do paciente.

Os principais são:

a) Cinto elástico e aro plástico: para fixação da bolsa, dando maior segurança.
b) Filtros de carvão ativado: indicado para eliminação ou redução de odores.
c) Disco convexo para uso em estomas retraídos.
d) Lenços removedores do adesivo.
e) Lenços barreira de proteção para a pele periestomal.
f) Sistema de irrigação para controle das evacuações.

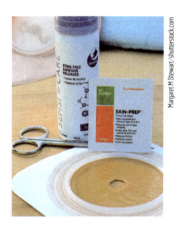
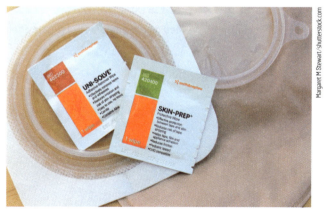

Figura 16.5 – Principais acessórios para ostomizados.

CAPÍTULO 16

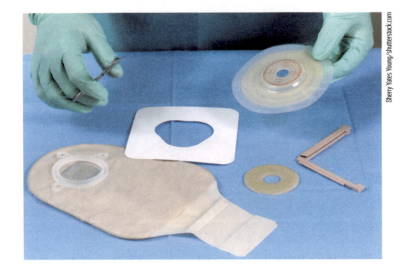

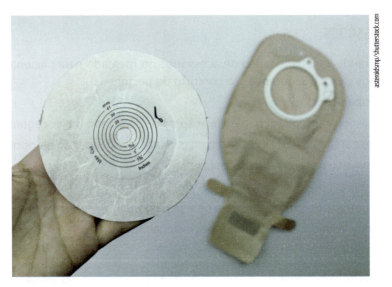

Figura 16.6 – Medida e preparo da bolsa para adequação do estoma.

Capítulo

17

PACIENTES PORTADORES DE FERIDAS CRÔNICAS

Neste capítulo, você estará apto a:

- Entender que feridas crônicas são aquelas que levam um tempo maior para cicatrizarem e estão relacionadas com sua etiologia. Para entendermos as feridas crônicas, vamos considerar uma área com sutura (pontos cirúrgicos) que podem ser retirados entre sete e dez dias, e a cicatrização acontece normalmente através do reparo da lesão. Quando esse reparo não acontece, ocorre deiscência de sutura e a ferida torna-se crônica, pois levará um tempo maior para cicatrizar.

- Saber identificar alguns tipos de feridas crônicas e suas particularidades.

CAPÍTULO 17

17.1 INTRODUÇÃO

O tratamento de feridas nada mais é do que a proteção da região com lesão das agressões externas, físicas, mecânicas ou biológicas do meio ambiente. O objetivo principal do curativo é reduzir, prevenir ou minimizar as complicações que possam surgir nessa lesão de pele. Toda medida realizada para esse tratamento tem por finalidade agilizar o processo de cicatrização e proteger a ferida.

Antigamente, o tratamento de feridas não era prioridade para o paciente, assim como realizar curativo não era prioridade do enfermeiro. Qualquer pessoa poderia fazer um curativo, desde que tivesse em mãos qualquer material para essa finalidade. Não eram consideradas avaliações prévias, nem tampouco técnicas.

Atualmente, o cuidado de feridas é uma das responsabilidades do enfermeiro, uma prioridade de toda a equipe multidisciplinar, de ações conjuntas entre profissionais, paciente e familiares, e de ações terapêuticas que visam a melhoria da lesão no menor espaço de tempo com qualidade comprovada.

Veremos na sequência algumas dessas lesões crônicas de pele e suas particularidades, que afetam tanto o indivíduo como seus familiares.

17.2 LESÃO POR PRESSÃO (LPP)

Apesar de a tecnologia para o tratamento de lesões por pressão (LPP) ter avançado de forma revolucionária, as LPP ainda são comuns e frequentes em pacientes acamados por um longo período e que apresentam mobilidade reduzida.

17.2.1 Conceito

Segundo o American National Pressure Ulcer Panel (NPUAP) e European Pressure Ulcer Advisory Panel (EPUAP), a úlcera por pressão é uma lesão localizada na pele ou tecidos subjacentes, normalmente sobre uma proeminência óssea, secundárias a um aumento de pressão externa, ou pressão em combinação com cisalhamento.[1] [17] As lesões por pressão são uma importante causa de morbidade e mortalidade, especialmente para pessoas com sensibilidade reduzida, imobilidade prolongada ou idade avançada.[17]

17.2.2 Causas das lesões por pressão

A lesão por pressão ocorre em virtude de mudanças degenerativas da pele ou do tecido subcutâneo, expostos às forças de pressão e cisalhamento. A pressão sobre a proeminência óssea prejudica a circulação sanguínea, favorecendo a morte celular e o consequente aparecimento da úlcera.[1] [17] **Cisalhamento** é fenômeno de deformação da pele que ocorre quando as forças que agem sobre ela provocam um deslocamento em planos diferentes. Veja a Figura 17.1.

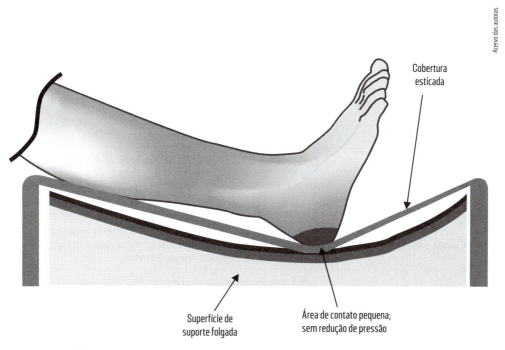

Figura 17.1 – Área de cisalhamento.

Fatores que podem desenvolver a lesão por pressão (LPP):
a) Pessoas com perda da sensibilidade, tipo lesão medular.
b) Idosos com sinais de incapacidade.
c) Indivíduos com mobilidade reduzida ou deficiente, independentemente da idade.
d) Doenças degenerativas.
e) Tolerância tecidual reduzida.
f) Incontinência urinária ou intestinal.
g) Desnutrição.
h) Obesidade.

17.2.3 Classificação das LPP

O sistema mais utilizado para classificação das LPP é o National Pressure Ulcer Advisory Panel (NPUAP) e inclui as definições[1][17] dispostas no Quadro 17.1.

CAPÍTULO 17

Quadro 17.1 – Classificação das lesões por pressão segundo NPUAP

Lesão por pressão – LPP	Definição
Estágio 1	Pele integra com eritema que não embranquece
Estágio 2	Perda de pele em sua espessura parcial ou com exposição da derme
Estágio 3	Perda de pele em sua espessura total
Estágio 4	Perda de pele em sua espessura total e perda tissular
Não classificável	Perda de pele em sua espessura total e perda tissular não visível
Tissular profunda	Coloração vermelho escura, marrom, ou púrpura persistente, que não embranquece
Definições adicionais	
Relacionadas a dispositivos médicos	Resulta do uso de dispositivos aplicados para fins diagnósticos e terapêuticos. Geralmente toma a forma do dispositivo. Esse tipo de lesão deve ser categorizado usando o sistema de classificação de lesões por pressão.
Em membranas mucosas	Encontrada quando há histórico de uso de dispositivos médico no local do dano. Devido à anatomia do tecido, essas lesões não podem ser categorizadas.
Relacionadas a utensílios domésticos	Resulta do contato prolongado com utensílios usualmente encontrados no domicilio de pacientes cadeirantes ou restritos ao leito.

Fonte: adaptado de National Pressure Ulcer Advisory Panel (2016, *apud* **Telecondutas: lesão por pressão**, 2017).[1][17]

17.2.4 Prevenção e cuidados

Alguns indivíduos são mais propensos a desenvolver lesões por pressão, e alguns fatores de risco como integridade da pele devem ser observados rigorosamente. Deve-se criar um plano de cuidados assistencial e individual, garantindo a integridade desse tecido.

Os seguintes itens devem ser sistematicamente observados:[1][4][17]

a) Surgimento de áreas avermelhadas – observar e avaliar proeminências ósseas diariamente. Essas áreas, quando pressionadas, não se tornam esbranquiçadas.

b) Surgimento de bolhas, depressões ou escoriações na pele – observar diariamente esse tipo de lesão.

c) Documentar todas as alterações observadas.

d) Iniciar ação terapêutica imediatamente ao sinal de alguma alteração no tecido tegumentar.

e) Iniciar planejamento para mudança de decúbito: não aguardar alterações no tecido, pois essa deve ser uma ação de prevenção. Veja na Figura 17.2 uma sugestão para mudança de decúbito.

f) Orientar e garantir a mobilização do cadeirante em posição sentada a cada 1 hora.

g) Utilizar itens que possam ajudar a reduzir a pressão, como travesseiros e colchões para redução de pressão, acolchoamento de espuma, e outros.

h) Incentivar o paciente a seguir as orientações da nutricionista e orientá-lo no que for necessário.
i) Fornecer e incentivar a ingestão diária adequada de líquidos para hidratação.
j) Incentivar e auxiliar na estruturação de atividades físicas.
k) Orientá-lo a manter a pele limpa e seca.
l) Orientá-lo quanto à higiene íntima correta após as idas ao banheiro.
m) Não massagear áreas com sinais de ulceração.
n) Não utilizar almofadas em forma de anel, pois elas não garantem o princípio de distribuição da pressão, tipo coxins ou boias.

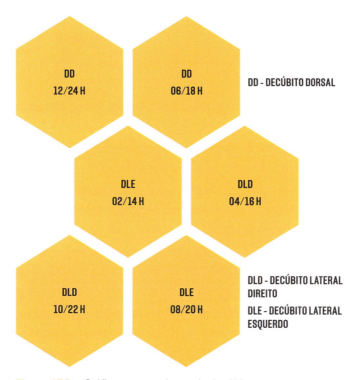

Figura 17.2 – Gráfico para mudança de decúbito.

17.2.5 Tratamento

A escala de Braden é uma ferramenta clinicamente validada que permite aos enfermeiros registrarem o nível de risco de uma pessoa desenvolver úlceras por pressão pela análise de seis critérios em níveis de estratificação que variam de 1 a 4 pontos. Veja no Quadro 17.2 a avaliação do grau de risco pela escala de Braden.

CAPÍTULO 17

Quadro 17.2 – Escala de Braden

Avaliação do grau de risco – escala de Braden				
Percepção sensorial	1- Totalmente limitado	2- Muito limitado	3- Levemente limitado	4- Nenhuma limitação
Umidade	1- Excessiva	2- Muita	3- Ocasional	4- Rara
Atividade	1- Acamado	2- Confinado a cadeira	3- Deambula ocasionalmente	4- Deambula frequentemente
Mobilidade	1- Imóvel	2- Muito limitado	3- Discreta limitação	4- Sem limitação
Nutrição	1- Deficiente	2- Inadequada	3- Adequada	4- Excelente
Fricção e cisalhamento	1- Problema	2- Problema potencial	3- Sem problema aparente	4- Não se aplica
Total	Risco brando – 15 a 16 ( )		Risco moderado – 12 a 14 ( )	Risco severo – abaixo de 11 ( )

Para um tratamento adequado de lesão por pressão, devemos seguir quatro princípios básicos:

a) **Patologia de base:** conhecer e incentivar o paciente a tratar a patologia de base, o que pode ter levado à formação de lesão por pressão.

b) **Pressão do tecido:** verificar constantemente o que pode ter causado a pressão no tecido e aplicar medidas que aliviem ou removam essa pressão, evitando ainda mais o comprometimento tecidual.

c) **Nutrição:** incentivar a ingestão adequada de nutrientes conforme plano assistencial nutricional e reforçar ao paciente que uma boa cicatrização está relacionada com o fator nutricional.

d) **Cuidado otimizado:** estar atento à evolução da lesão por pressão e anotar em prontuário o aspecto de cada troca de curativo. Solicitar avaliação médica caso haja evolução para um tecido necrosado ou esfacelado. Deixar o paciente e familiares cientes dessa evolução.

17.2.6 Locais predisponentes a LPP

Os locais mais comuns para desenvolvimento de lesões por pressão são:

a) **Proeminências ósseas:** região sacra, trocantéricas, fêmur, tuberosidade do **ísquio**, maléolos e calcâneos, occipital e escápulas.

b) **Cartilagens:** lóbulo da orelha, nariz.

c) Nádegas.

PACIENTES PORTADORES DE FERIDAS CRÔNICAS

Veja na Figura 17.3 os locais mais clássicos para se desenvolver a LPP.

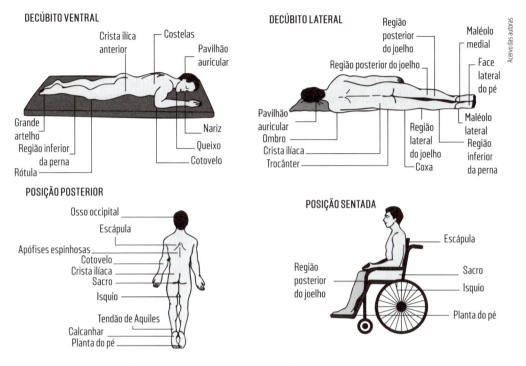

Figura 17.3 – Locais clássicos de desenvolvimento de LPP.

17.3 OUTROS TIPOS DE ÚLCERA

a) **Úlcera de pé diabético:**
   - **Conceito:** é uma lesão, caracterizada por úlcera, que acomete os portadores de diabetes.
   - **Causa:** em virtude dos problemas apresentados na glicemia sanguínea, a circulação é afetada.
   - **Tratamentos para o pé diabético:** o tratamento tem como objetivo principal tratar a circulação, aliviando a pressão e protegendo a ferida.
   - **Áreas de maior risco:** são os dedos, os sulcos entre eles e as regiões medial e distal.

CAPÍTULO 17

b) **Úlceras vasculogênicas:**

- **Conceito:** são as úlceras de origem venosa ou arterial, decorrente das doenças arteriais crônicas com retorno venoso prejudicado nos membros inferiores.

- **Causas: úlceras venosas ou de estase:** decorrente de hipertensão sistêmica do plexo venoso superficial, com deficiência do retorno venoso; **úlceras arterial ou isquêmicas:** ausência de pulso nas extremidades do membro, pele fria, pálida e cianótica, são profundas envolvendo músculo e tendões; **arteriovenosas:** origem arteriovenosa.

- **Tratamento:** repouso com elevação dos membros inferiores e dieta balanceada com restrição de sal. Para úlceras venosas, a compressão externa pode reduzir o edema e a dor.

- **Áreas de maior risco:** terço distal médio da perna, terço distal da perna, proeminências ósseas.

- **Diferença entre úlcera venosa e úlcera arterial:** veja o Quadro 17.3.

Quadro 17.3 – Diferença entre úlceras venosa e arterial

Indicador	Venosa	Arterial
Localização	Terço inferior da perna, maléolo medial	Dedos, pé, calcâneo, lateral da perna
Evolução	Lenta	Rápida
Profundidade, leito e margens	Superficial com leito vermelho vivo, margens irregulares	Profunda, pálida, margens definidas
Tamanho	Grande	Pequena
Exsudato	Moderado a excessivo	Pouca quantidade
Edema	Presente	Ausente ou por estase
Dor	Pouca ou moderada	Extrema
Pulso	Presente	Diminuído ou ausente

Fonte: Feridas – fundamentos e atualização em enfermagem.[2]

Capítulo

18

PACIENTE CIRÚRGICO

Neste capítulo, você estará apto a:

- Reconhecer as feridas cirúrgicas como um tipo de lesão intencional, diferentemente da ferida orgânica, adquirida pelo indivíduo por um determinado problema vivenciado.

- Identificar as feridas cirúrgicas e conhecer suas implicações para o paciente portador de lesão de pele.

CAPÍTULO 18

18.1 INTRODUÇÃO

Para se obter um resultado positivo nos procedimentos cirúrgicos, o posicionamento do paciente é o ato inicial que envolve todas as equipes – enfermagem, cirurgiões, anestesistas e o pessoal de apoio.

Devemos considerar as particularidades de cada paciente e de cada equipe. Isso implica reconhecer a melhor área de exposição do sítio cirúrgico, nas considerações do cirurgião perante a técnica escolhida e no acesso pelo anestesista de acordo com a anestesia a ser realizada, visando sempre o melhor resultado para todos, com otimização de tempo e segurança do paciente. Sabemos que quanto maior o tempo de exposição do paciente, maior o risco de intercorrências durante o procedimento.

Entre as principais complicações relacionadas ao posicionamento cirúrgico, citamos a dor musculoesquelética, as lesões de pele e em nervos periféricos e a síndrome compartimental.

18.2 CONCEITO E CLASSIFICAÇÃO

O termo **ferida cirúrgica** pode ser definido como qualquer lesão no tecido epitelial, mucosas ou órgão com prejuízo de suas funções básicas.[2] É uma lesão aberta na pele, com solução de continuidade, também consideradas intencionais e agudas, pois fazem parte do processo cirúrgico, com início repentino e por um curto período de tempo, com cicatrizações sem maiores complicações.

As feridas cirúrgicas se classificam de acordo com o potencial de contaminação da lesão, sendo:

a) **Feridas limpas:** não há evidência de processo inflamatório e não ocorre penetração no trato respiratório, digestivo e geniturinário, não havendo infração dos princípios de técnica.[2]

b) **Feridas potencialmente contaminadas:** são aquelas onde ocorre penetração no trato respiratório, digestivo ou geniturinário, sem contaminação significativa, como feridas drenadas por meio mecânico ou áreas de difícil antissepsia.[2]

c) **Feridas contaminadas:** onde há grande contaminação a partir do trato gastrointestinal – feridas traumáticas recentes, na presença de urina ou bile.[2]

d) **Infectada:** feridas onde os microrganismos causadores já se encontram no sítio cirúrgico e apresentam coleções purulentas, tecidos desvitalizados, vísceras perfuradas, corpo estranho ou contaminação fecal.[2]

18.2.1 Aspecto da ferida cirúrgica infectada

As feridas infectadas apresentam os seguintes sinais e sintomas:

a) Pele avermelhada, com bordas endurecidas.

b) Pode apresentar dor e calor local.
c) Presença de edema.
d) Drenagem de secreção.

Podem aparecer de forma individual ou agrupados, o que pode caracterizar um estado mais sério dessa lesão, devendo ser comunicado o cirurgião responsável o mais rápido possível.

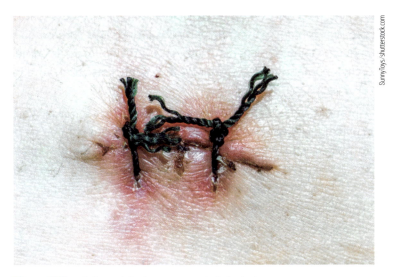

Figura 18.1 – Sutura cirúrgica com ponto infectado.

18.3 COMPLICAÇÕES

Alguns fatores podem contribuir para a complicação da ferida cirúrgica, dos quais destacamos:

a) **A própria infecção local:** observar o aspecto da lesão, estar atento aos sinais de infecção: coloração avermelhada, endurecimento, drenagem de secreções, edema e calor no local, dor exagerada no local da incisão. Observar temperatura corporal. A febre também pode ser um sinal de infecção.

b) **Hemorragia:** podem ocorrer hemorragias decorrentes de lesão dos vasos sanguíneos. Podem ser **internas** – necessitam de cuidados emergenciais – e **externas**, que são menos agravantes que as internas, mas deve-se comprimir o local até a chegada ao médico.

c) **Deiscências e evisceração:** ocorrem quando os pontos da ferida operatória se rompem, podendo ser parciais ou totais. Nesse caso, pode ocorrer também a evisceração de algum órgão. Geralmente, as cirurgias de abdome são potenciais para esse risco.

18.4 FORMAS DE CICATRIZAÇÃO DAS FERIDAS CIRÚRGICAS

As feridas cirúrgicas fecham de acordo com a técnica empregada pelo cirurgião, variando de acordo com as características da lesão – grau de perda tecidual, etiologia, presença de corpo estranho e complicações locais e, principalmente, o comprometimento do paciente com seu tratamento.[2]

a) **Primeira intenção ou fechamento primário:** aproximação das bordas por meio de sutura cirúrgica – não há grande perda tecidual – mínimo de exsudato – ausência de infecção. Aproximadamente nas primeiras 24 horas já surgem queratinócitos que formam uma linha tênsil para restabelecer o tecido. Após as primeiras 24 horas, o curativo primário pode ser retirado e o banho de aspersão é indicado no local da cirurgia.

b) **Segunda intenção ou fechamento primário retardado:** a ferida cirúrgica é mantida aberta para que a lesão cicatrize seguindo as intenções naturais de granulação, contração, epitelização. Há grande perda tecidual, como grandes queimados, região submetida a enxerto, áreas com abscesso e infecção, com uso de drenos – as bordas se afastam, comprometendo a parte estética. Podem aparecer formação de hipergranulação e queloides.

c) **Terceira intenção:** age como um complemento da segunda intenção em caso de infecção ou outra complicação grave. Após a eliminação da infecção, tenta-se juntar as bordas com sutura primária – pode haver rejeição.

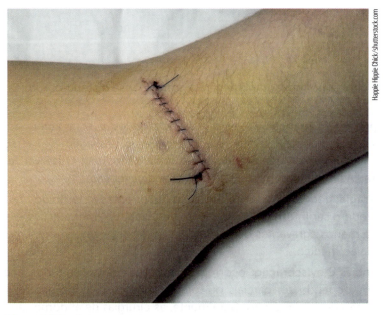

Figura 18.2 – Sutura em pele.

18.4.1 Fatores que afetam a cicatrização das feridas cirúrgicas

Os fatores variam entre:

a) **Idade:** na **criança**, pelo fato de o sistema imunológico estar em fase de desenvolvimento, podendo o risco de infecção ser maior. Já no **idoso** a pele perde a elasticidade, o que torna a cicatrização mais lenta.

b) **Nutrição:** deve-se investigar a nutrição antes do processo cirúrgico e desenvolver um plano de ação caso haja deficiência nutricional.

c) **Doenças preexistentes:** as doenças preexistentes podem retardar ou complicar o processo de cicatrização. Entre elas, destacamos: *Diabetes mellitus* – pode impedir a circulação no local da incisão; e vasculopatias e hipertensão arterial – impedem que o fluxo sanguíneo chegue ao local da incisão.

d) **Oxigenoterapia:** o local da incisão precisa de uma demanda de oxigênio para que produza a quantidade suficiente de colágenos para uma boa cicatrização.

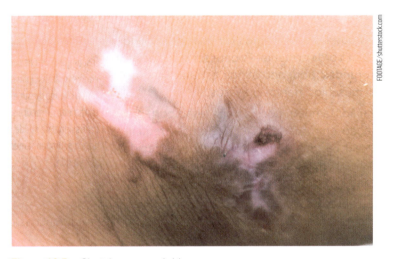

Figura 18.3 – Cicatriz com queloide.

18.5 TRATAMENTO

O tratamento deve ser realizado com acompanhamento da evolução da cicatrização, fazendo as anotações pertinentes ao processo.

De acordo com o tipo de lesão cirúrgica, a escolha pela cobertura ou manter a ferida aberta é um critério exclusivo do enfermeiro e médico responsável pelo paciente. Preferencialmente, a opção é de manter o local aberto, limpo e seco, pois o ar ambiente contribui para a formação do colágeno, e quando há aumento de colágeno, acelera-se a cicatrização.

18.6 FERIDAS TRAUMÁTICAS

Consideramos feridas traumáticas aquelas que são causadas por fatores externos como acidentes, mordeduras de animais, explosões, ferimentos por armas brancas ou de fogo, podendo ou não haver perda de tecidos.

O sucesso do tratamento nas feridas traumáticas, muitas vezes, depende da abordagem inicial, que deve ser feita da seguinte forma:

a) Lavagem abundante com solução fisiológica ou água corrente, caso esteja fora do ambiente hospitalar.
b) Proceder à retirada de corpos estranhos somente se estiverem na superfície da pele, caso contrário não se deve mexer enquanto o paciente não chegar ao hospital.
c) Em feridas em que já foram instalados pontos de necrose, esses devem ser retirados com desbridamento cirúrgico.

a) **Tipos:**
- **Incisões:** lesões tipicamente produzidas por facas, ou quedas sobre vidros ou qualquer objeto com uma borda cortante. Podem ser **superficiais** ou **profundas**, podendo atingir estruturas tendinosas, músculos, nervos ou vasos.
- **Laceração:** também considerada lesão cortante, resultando em uma ferida com bordas irregulares. Devido a uma grande quantidade de tecido desvitalizado essas lesões podem aumentar o risco de infecções.
- **Outras:** abrasões, contusões, lesões penetrantes, mordeduras, descolamentos são outros tipos de lesões traumáticas.

Lembrete!
O acompanhamento com uma equipe multidisciplinar aumentará a chance de sucesso no tratamento. Procure sempre um profissional de saúde para o acompanhamento de uma ferida.

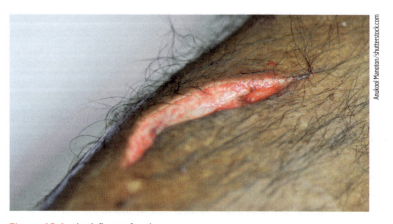

Figura 18.4 – Incisão profunda.

18.7 ASSISTÊNCIA DE ENFERMAGEM NO TRATAMENTO DE FERIDAS CIRÚRGICAS

Os principais cuidados que a equipe de enfermagem deve ter com esses tipos de feridas são:

a) Manter a ferida limpa e seca.
b) Observar sinais de infecção, hemorragia, deiscência e eviscerações.
c) Curativos impermeáveis podem ser molhados durante o banho e devem seguir a padronização da instituição para troca adequada.
d) Algumas feridas cirúrgicas podem manter-se abertas, porém deve-se seguir o procedimento: lavar o local com água corrente e sabonete neutro, manter seco em seguida, não friccionar o local e usar roupas leves sobre a ferida.

Os cuidados de enfermagem estão atrelados ao planejamento da equipe com relação ao caso do paciente, lembrando que cada paciente é individual e a estratégia de ação dependerá de cada indivíduo.

Os protocolos locais devem ser seguidos e, após a alta do paciente, as orientações devem ser reforçadas para a continuidade do tratamento em sua residência.

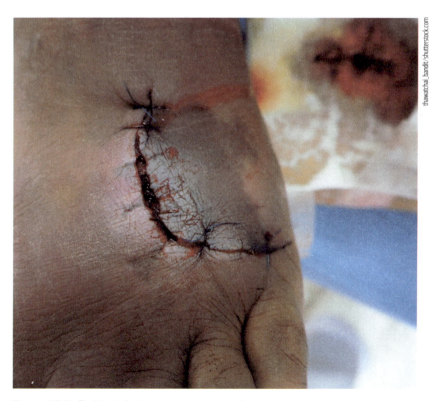

Figura 18.5 - Ferida cirúrgica com sutura e pontos com necrose.

CAPÍTULO 18

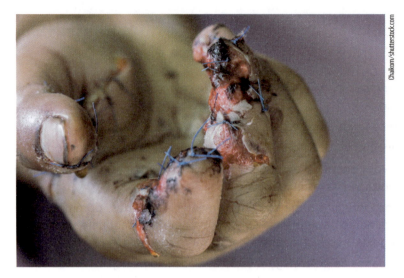

Figura 18.6 – Ferida traumática com perda de tecido, esfacelo e pontos de necrose.

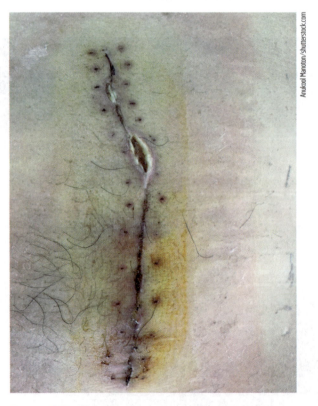

Figura 18.7 – Cicatrização após deiscência de sutura. Observe que ainda há área aberta.

Capítulo

19

TÉCNICAS ESPECIAIS DE CURATIVO

Neste capítulo, você estará apto a:

- Aprender que tratar uma lesão de pele não se define em apenas utilizar determinado produto. É preciso ter uma visão ampla de conhecimentos e técnicas específicas, bem como conhecer o paciente como um todo.

- Conhecer a importância do conhecimento sobre os diversos tipos de curativo, suas características e indicações.

CAPÍTULO 19

As técnicas de curativos são procedimentos assépticos que vão desde a irrigação com solução fisiológica até a cobertura específica que auxiliarão no processo de cicatrização.[15] [16]

Vimos anteriormente que a enfermagem deve ser bastante criteriosa quanto à escolha dos medicamentos a serem utilizados nas lesões, promovendo uma evolução segura e eficiente no resultado do tratamento. Assim como deve ser feita a escolha do produto, deve-se também escolher o tipo de curativo e a técnica a ser utilizada.

19.1 TIPOS DE CURATIVO

O tipo de curativo a ser realizado varia de acordo com: natureza da lesão, localização da lesão e o tamanho da ferida.

O objetivo principal de qualquer curativo, independentemente da técnica, do tipo de curativo ou do produto utilizado, é a proteção da pele, garantindo assim a recuperação do tecido. Em alguns casos, é necessária apenas uma compressão local; em em outros se faz necessária a lavagem abundante com solução fisiológica; e ainda outros exige-se imobilização com ataduras.

Destacamos a seguir os tipos de curativo:

a) **Curativo semioclusivo:** são curativos do tipo absorvente, mais utilizados em feridas cirúrgicas, feridas com drenos e feridas com presença de exsudato.

b) **Curativo oclusivo:** são curativos que necessitam permanecer ocluídos, tampados, não se permitindo a passagem de ar ambiente ou fluidos externos. Agem como uma barreira de proteção, promovendo isolamento térmico e formação de crostas.

c) **Curativo compressivo:** o próprio nome já diz. Tem a função de comprimir o local da ferida, promovendo a estase e auxiliando na proximidade das bordas da ferida.

d) **Curativos abertos:** são curativos que podem permanecer abertos, como, feridas cirúrgicas limpas após as primeiras 24 horas de cirurgia.

19.2 CLASSIFICAÇÃO DO CURATIVO DE ACORDO COM O TAMANHO DA LESÃO

a) **Curativo pequeno:** curativo realizado em feridas pequenas, de aproximadamente 16 cm². Exemplo: cateteres venosos, arteriais e centrais, cicatrização de coto umbilical, fístulas anais, flebotomias, pequenas incisões, traqueostomia, cateter de diálise e outros.

b) **Curativo médio:** curativo realizado em ferida média, variando de 16,5 a 36 cm². Por exemplo: cesáreas infectadas, incisões de dreno, lesões cutâneas, abscessos drenados, escaras infectada, e outros.

148

c) **Curativo grande:** curativo realizado em ferida grande, variando de 36,5 a 80 cm^2. Por exemplo: incisões contaminadas, cirurgias de grande porte com incisões extensas. Por exemplo: cirurgia torácica, cirurgia cardíaca, queimaduras, toracotomia com drenagem, úlceras infectadas e outros.

d) **Curativo extragrande:** curativo realizado em ferida grande, com mais de 80 cm^2. Para esse tipo de lesão deverão obrigatoriamente constar de justificativa médica.

19.3 REGRAS GERAIS

Essas regras devem ser utilizadas para qualquer tipo de curativo ou técnica empregada:

a) Proceder à lavagem das mãos antes e após cada curativo, mesmo quando no mesmo paciente.

b) Verificar data de esterilização nos pacotes utilizados para o curativo.

c) Expor a ferida e o material o mínimo de tempo possível.

d) Utilizar sempre material esterilizado.

e) Se as gazes estiverem aderidas na ferida, umedecê-las antes de retirá-las.

f) Não falar e não tossir sobre a ferida e ao manusear material estéril.

g) Considerar contaminado qualquer material que toque sobre locais não esterilizados.

h) Usar luvas de procedimentos em todos os curativos, fazendo-os com pinças – técnica asséptica.

i) Utilizar luvas estéreis em curativos de cavidades ou quando houver necessidade de contato direto com a ferida ou com o material que irá entrar em contato com a ferida.

j) Se houver mais de uma ferida, iniciar pela menos contaminada.

k) Nunca abrir e trocar o curativo de ferida limpa ao mesmo tempo em que se troca de ferida contaminada.

l) Quando uma mesma pessoa for trocar vários curativos no mesmo paciente, deve iniciar pelos de incisão limpa e fechada, seguindo-se de ferida aberta não infectada, drenos e por último as colostomias e fístulas em geral.

m) Ao embeber a gaze com soluções manter a ponta da pinça voltada para baixo.

n) Ao aplicar ataduras, fazê-lo no sentido da circulação venosa, com o membro apoiado, tendo o cuidado de não apertar em demasia.

o) Os curativos devem ser realizados no leito com toda técnica asséptica.

p) Nunca colocar o material sobre a cama do paciente e sim sobre a mesa auxiliar, ou carrinho de curativo. O mesmo deve sofrer desinfecção após cada uso.

q) Todo curativo deve ser realizado com a seguinte paramentação: luva, máscara e óculos. Utilizar avental em caso de curativos de grande porte e curativos infectados, como escaras infectadas com áreas extensas, lesões em membros inferiores, e ferida cirúrgica infectada.

CAPÍTULO 19

r) Curativo oclusivo deve-se anotar no esparadrapo a data, a hora e o nome de quem realizou o curativo.

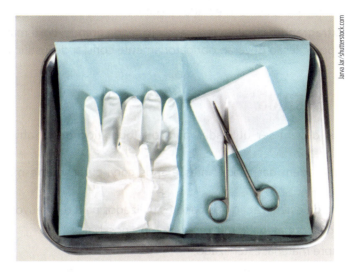

Figura 19.1 – Material para curativo.

19.4 CUIDADOS IMPORTANTES

a) Em portadores de ostomias e fístulas, utilizar placa protetora e TCM na proteção da pele nas áreas adjacentes à ferida.
b) Não comprimir muito forte com ataduras e esparadrapos o local da ferida, garantindo assim uma boa circulação.
c) As compressas e ataduras deverão ser colocadas em saco plástico protegidos e jogadas no lixo.
d) Trocar os curativos úmidos quantas vezes forem necessárias. O mesmo procedimento deve ser adotado para a roupa de cama, com sujidade do curativo.
e) Após a retirada do curativo, avaliar a presença de sinais flogísticos. Se houver presença desses sinais – calor, rubor, hiperemia e secreção, comunicar o SCIH e responsável pela equipe multidisciplinar e anotar no prontuário. Proceder também à coleta do material para cultura conforme técnica e rotina da instituição.
f) O curativo deve ser feito após o banho do paciente, fora do horário das refeições.
g) O curativo não deve ser realizado em horário de limpeza do ambiente, o ideal é após a limpeza.
h) Em feridas em fase de granulação, realizar a limpeza do interior da ferida com soro fisiológico em jatos, não esfregar o leito da ferida para não lesar o tecido em formação.

i) Os drenos devem ser de tamanho que permitam a sua permanência na posição vertical, livre de dobras e curva.

j) Mobilizar dreno conforme prescrição médica.

k) Em úlceras arteriais e neuropatias diabética (pé diabético), manter membro enfaixado e aquecido com algodão ortopédico.

l) Em úlceras venosas, manter membro elevado.

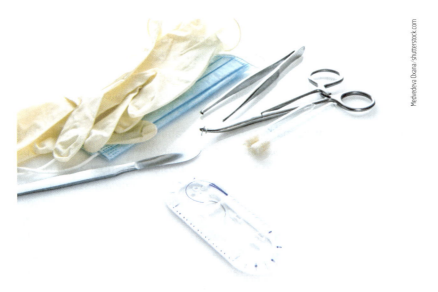

Figura 19.2 – Preparo do material para curativo.

19.5 REGISTRO DA EVOLUÇÃO DO CURATIVO

O registro do procedimento, incluindo avaliação da ferida, deve ser feito após cada curativo. Devem ser anotadas no prontuário do paciente as seguintes informações sobre a lesão:

a) Localização anatômica.
b) Tamanho e profundidade.
c) Tipo de tecido.
d) Presença de secreção ou exsudato – quantidade, aspecto e odor.
e) Bordas.
f) Presença de crosta.
g) Presença de sinais flogísticos.

Lembrete!
A troca do curativo será prescrita de acordo com a avaliação diária feita pelo enfermeiro e sua equipe.

Em algumas instituições, faz-se necessário anotar os gastos referentes ao curativo, ou anotá-los em fichas próprias de consumo.

CAPÍTULO 19

CLASSIFICAÇÃO DO CURATIVO DE ACORDO COM AS CARACTERÍSTICAS DA FERIDA

19.6.1 Curativos de feridas cirúrgicas

a) **Ferida limpa e fechada:** o curativo deve ser realizado com soro fisiológico e mantido fechado nas primeiras 24 horas após a cirurgia – pós-operatório mediato. Passado este período, a incisão deve ser exposta e lavada com água e sabão. Se houver secreção (sangue ou seroma), manter curativo semioclusivo na seguinte técnica.

Materiais: bandeja contendo 1 pacote de curativo estéril (com 2 pinças e gases); gases estéreis, esparadrapo ou micropore, soro fisiológico 0,9% e luva de procedimento.

Procedimento: lavar as mãos com água e sabão; reunir o material e levá-lo próximo ao paciente; explicar ao paciente o que será feito; fechar a porta para privacidade do paciente; colocar o paciente em posição adequada, expondo apenas a área a ser tratada; abrir o pacote de curativo com técnica asséptica; colocar gaze em quantidade suficiente sobre campo estéril; calçar as luvas; remover o curativo anterior com uma das pinças usando soro fisiológico 0,9%; desprezar a pinça utilizada; com a outra pinça, pegar uma gaze e umedecê-la com soro fisiológico; limpar a incisão principal, utilizando as duas faces da gaze, sem voltar ao início da incisão; limpar as regiões laterais da incisão cirúrgica após ter feito a limpeza da incisão principal; com a mesma pinça, secar a incisão cirúrgica após ter feito a limpeza da incisão principal; ocluir a incisão com gaze e fixar com esparadrapo ou ataduras se necessário; manter o curativo ocluído enquanto houver exsudação; colocar o setor em ordem; lavar as mãos; fazer a evolução da ferida e anotações de materiais na papeleta do paciente.

Observação: em feridas cirúrgicas após 24 horas, não ocorrendo exsudato, realizar apenas higienização com água e sabão e manter a ferida aberta.

b) **Curativos de sistemas de drenos abertos:** o curativo deve ser realizado da seguinte forma:

Feridas com drenos abertos: o curativo do dreno deve ser realizado separado da incisão, e o primeiro a ser realizado será sempre o do local menos contaminado. O curativo deve ser mantido limpo e seco, portanto o número de trocas deve estar relacionado com quantidade de drenagem – em feridas com drenagem superior a 50 ml, utilizar uma bolsa coletora para coletar o excesso de drenagem e medir a quantidade de secreção drenada.

Materiais: bandeja contendo pacote de curativos estéril (com 2 pinças), gases estéreis, esparadrapo ou micropore, soro fisiológico 0,9%, luva de procedimento e bolsa coletora, se necessário.

Procedimentos: lavar as mãos com água e sabão; reunir o material e levá-lo próximo ao paciente; explicar ao paciente o que será feito; fechar a porta para privacidade do paciente; colocar o paciente em posição adequada, expondo apenas a área a ser tratada; abrir o pacote de curativo com técnica asséptica; colocar gaze em quantidade suficiente sobre o campo estéril; calçar luvas; remover o curativo anterior com uma das pinças usando soro fisiológico; desprezar a pinça utilizada; com a outra pinça pegar uma gaze e umedecê-la com soro fisiológico; limpar a incisão do dreno e depois o dreno; limpar as regiões laterais da incisão do dreno; ainda com a mesma pinça secar a incisão e as laterais; mobilizar o dreno a critério médico; ocluir o dreno mantendo uma camada de gaze entre o dreno e a pele, ou, quando ocorrer hipersecreção, colocar bolsa coletora; colocar o setor em ordem; fazer evolução da ferida e anotação de materiais na papeleta do paciente.

Observação: a bolsa coletora pode ser uma bolsa de colostomia comum, ou coletores de urina infantil, que se adaptam ao redor do dreno.

c) **Curativos de sistemas de drenos fechados:** o curativo deve ser realizado da seguinte forma:

Tipos: feridas com sistema de drenos fechados – tipo dreno torácico, sistema hemovácuo, cateter venoso central – Intracath, duplo ou triplo lúmen. Antes de iniciar o curativo, inspecionar o local de inserção do dreno por meio de palpação. Realizar troca de curativo a cada 24 horas ou sempre que este se tornar úmido, solto ou sujo.

Materiais: bandeja contendo pacote de curativo estéril (2 pinças e gaze), gazes estéreis, esparadrapo, soro fisiológico, álcool a 70% e luva de procedimento.

Procedimento: lavar as mãos com água e sabão; reunir o material e levá-lo próximo ao paciente; explicar ao paciente o que será feito; colocar o paciente em posição adequada, expondo apenas a área a ser tratada; abrir o pacote com técnica asséptica; colocar gaze em quantidade suficiente sobre o campo estéril; colocar luvas; remover o curativo anterior com uma das pinças usando soro fisiológico 0,9%; desprezar a pinça utilizada; com outra pinça, pegar uma gaze e umedecê-la com soro fisiológico; limpar o local de inserção do dreno ou cateter, utilizando as duas faces da gaze; ocluir o local de inserção com gaze; colocar o setor em ordem; lavar as mãos; fazer evolução da ferida e anotações de materiais na papeleta do paciente, fazer o controle de secreção, desprezar a bolsa coletora.

Observação: os curativos em cateter venoso central deverão ser realizados pelo enfermeiro do setor.

d) **Curativos de feridas abertas sem infecção:** podem apresentar perda ou não de substâncias. Por estarem abertas, essas lesões são altamente suscetíveis às contaminações exógenas. O curativo deve ser oclusivo e mantido limpo. O número de trocas está relacionado à quantidade de drenagem, no entanto o excesso de trocas deve ser evitado a fim de não interferir no processo de cicatrização.

Materiais: bandeja, pacote de curativo (contendo 2 pinças e gaze), soro fisiológico 0,9%, ácidos graxos essenciais (AGE), gaze.

Procedimento: lavar as mãos com água e sabão; reunir o material e levá-lo próximo ao paciente; explicar ao paciente o que será feito; fechar a porta para privacidade do paciente; colocar o paciente em posição adequada e expor apenas a área a ser tratada; abrir o pacote de curativos com técnica asséptica; colocar gaze, coxim, compressa de acordo com o tamanho da ferida sobre o campo estéril; calçar luvas; remover o curativo anterior com uma das pinças usando soro fisiológico; desprezar essa pinça; com outra pinça pegar uma gaze e umedecê-la com soro fisiológico; limpar toda a extensão da ferida com soro fisiológico em jatos; limpar as laterais da ferida; com a mesma pinça, secar toda a extensão da ferida evitando movimentos bruscos afim de não destruir o tecido em granulação; aplicar gaze embebida com ácidos graxos essenciais (AGE); proteger a ferida com coxim ou compressa; usar atadura quando necessário; colocar o setor em ordem; lavar as mãos; fazer evolução da ferida e anotações de materiais na papeleta do paciente.

e) **Curativos de feridas abertas contaminadas:** são feridas que apresentam secreção purulenta, tecido necrosado ou desvitalizado. O curativo deve ser mantido limpo e oclusivo. O número de trocas está diretamente relacionado à quantidade de drenagem, devendo ser trocado sempre que houver excesso de exsudato para evitar colonização e maceração das bordas. É necessária uma limpeza meticulosa, pois o processo de cicatrização só será iniciado quando o agente agressor for eliminado e o exsudato e tecido desvitalizado retirado.

Materiais: bandeja contendo: 1 pacote de curativos estéril (com 2 pinças e gazes); gazes estéreis, esparadrapo ou micropore, soro fisiológico 0,9%, compressa, luva estéril, produto terapêutico, conforme indicação do enfermeiro se houver tecido desvitalizado ou necrosado, lâmina de bisturi, se necessário, para o desbridamento.

Procedimentos: lavar as mãos com água e sabão; reunir o material e levá-lo próximo ao paciente; explicar ao paciente o que será feito; fechar a porta para privacidade do paciente; colocar o paciente em posição adequada, expondo apenas a área a ser tratada; abrir o pacote de curativo com técnica asséptica; colocar gaze em quantidade suficiente sobre o campo estéril, abrir todo o material a ser utilizado no curativo; colocar gazes, compressas ou lençol próximos à ferida para reter a solução drenada; calçar luvas; remover o curativo anterior com uma das pinças usando soro fisiológico 0,9%; com a mesma pinça, pegar uma gaze e umedecê-la com soro fisiológico; começar a limpar a ferida da parte menos contaminada para a mais contaminada, ou seja, neste momento limpar ao redor da ferida; limpar a ferida com gaze embebida com soro fisiológico; se necessário, remover os resíduos da fibrina ou tecidos desvitalizados (necrosados) utilizando desbridamento com instrumento de corte, remoção mecânica com gaze embebecida em soro fisiológico 0,9%, realizar o procedimento com movimentos leves e lentos para não prejudicar o processo cicatricial (ver técnica de desbridamento); também poderá ser utilizado o desbridamento enzimático; embeber a gaze com o produto terapêutico indicado atingindo toda a área com tecido desvitalizado; ocluir a ferida com gaze estéril e, se houver muita secreção, utilizar compressa; colocar o setor em ordem; lavar as mãos; fazer evolução da ferida e anotações de materiais na papeleta do paciente.

f) **Curativos de feridas com fistula ou deiscência de paredes:** quando ocorre uma fistula ou deiscência de parede ou túnel, torna-se difícil a realização de limpeza no interior da ferida, o que proporciona um ambiente ideal para a colonização de patógenos. O ideal é realizar a limpeza da ferida em todo o seu interior com jatos de solução fisiológica.

Material: Pacote de curativo com 2 pinças e gaze, cuba pequena estéril, cuba rim, sonda uretral nº 8 e 12, seringa de 20 ml, soro fisiológico 0,9%, ácidos graxos essenciais (AGE), luva estéril e luva de procedimento.

Procedimentos: lavar as mãos com água e sabão; reunir o material e levá-lo próximo ao paciente; explicar ao paciente o que será feito; fechar a porta para privacidade do paciente; colocar o paciente em posição adequada expondo apenas a área a ser tratada; abrir todo o material com técnica asséptica sobre o campo estéril; colocar soro fisiológico 0,9 na cuba; colocar luva estéril; conectar sonda à seringa, aspirar o soro fisiológico e introduzir no orifício da ferida; aspirar novamente e desprezar na cuba rim; repetir o procedimento até que a secreção aspirada saia limpa; secar as bordas da ferida; se não estiver contaminado, aplicar ácidos graxos essenciais (AGE); ocluir a ferida com compressa quando necessário; colocar o setor em ordem; lavar as mãos; fazer evolução da ferida e anotações de materiais na papeleta do paciente.

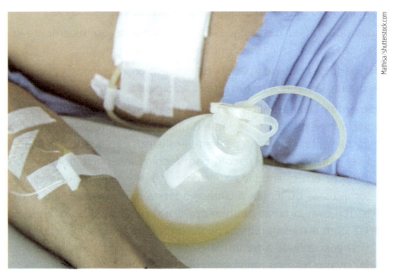

Figura 19.3 – Curativo em cirurgia com uso de dreno.

CAPÍTULO 19

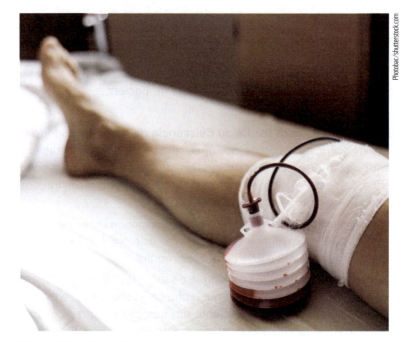

Figura 19.4 – Outro tipo de curativo com uso de dreno.

19.6.2 Técnica de desbridamento

O desbridamento envolve a remoção de tecido necrótico para permitir a regeneração do tecido saudável subjacente.

Na ferida infectada, deve ser realizado um desbridamento seletivo de tecido necrótico, minimizando danos ao tecido de granulação mais saudável.

As feridas podem ser desbridadas mecanicamente, quimicamente ou por uma combinação das duas técnicas dependendo do tipo de lesão.

a) **Material:** bandeja contendo pacote de curativo com 2 pinças, cabo de bisturi, uma cuba pequena, lâmina de bisturi e soro fisiológico.

b) **Procedimentos:** lavar as mãos com água e sabão; reunir o material e levá-lo próximo ao paciente; explicar ao paciente o que será feito; fechar a porta para a privacidade do paciente; colocar o paciente em exposição adequado expondo apenas a área a ser tratada; abrir o pacote com técnica asséptica; colocar sobre o campo estéril gaze em quantidade suficiente, a lâmina de bisturi montada; colocar gazes, compressas ou lençol próximos à ferida para reter a solução drenada; calçar luvas; remover o curativo anterior com uma das pinças usando soro fisiológico 0,9%; com a mesma pinça, pegar uma gaze e umedecê-la com soro fisiológico; começar a lavar a ferida da parte menos contaminada para a mais contaminada; lavar o leito da ferida com grande quantidade de soro fisiológico 0,9%, através de pequenos jatos com a seringa e agulha; iniciar o desbridamento da área desvitalizada pela borda, com auxílio da outra pinça, fazendo cortes superficiais ao redor do tecido desvitalizado. O desbridamento deve ser interrompido na presença de vascularização – o sangramento é sinal de tecido vivo ou reação de sensibilidade à dor; limpar o local com soro fisiológico 0,9% com auxílio da mesma pinça; aplicar o produto terapêutico indicado; ocluir a ferida ou gaze estéril e, se a ferida for muito exsudativa, utilizar compressa e fixar com esparadrapo ou atadura quando necessário e utilizar os curativos de cobertura indicados; colocar o setor em ordem; lavar as mãos; fazer evolução da ferida e anotações de materiais na papeleta do paciente.

19.6.3 Técnica de coleta do material

Não é recomendada a coleta de material superficial das feridas, pois o *swab* de úlceras ou feridas não é amostra mais adequada para recuperar o agente responsável pela infecção.[15] Os agentes responsáveis pelo processo infeccioso não estão nas secreções superficiais que podem conter microrganismos que apenas colonizam as feridas. Os microrganismos de importância para o processo infeccioso estão nos tecidos hiperemiados e edemaciados, porém não desvitalizados. Portanto, antes da coleta, as lesões devem ser limpas com soro fisiológico e o material preferencialmente obtido por punção ou biópsia. Os resultados obtidos por meio de cultura de líquidos, através da aspiração de secreção da área mais profunda da lesão ou biópsia (retirada de um pequeno pedaço de tecido), são considerados mais fidedignas, uma vez que culturas de *swab* proporcionam resultados com crescimento apenas da flora superficial que pode não ser a fonte infectante.[14] [15]

A indicação da coleta de material para cultura deve obedecer alguns critérios:

a) **Ferida operatória:** com presença de sinais inflamatórios, como edema, hiperemia e calor local ou secreção com ou sem sinais sistêmicos (febre);

b) **Úlceras**: não é recomendada a coleta de rotina de material para cultura, exceto em pacientes com febre e sem outro foco aparente de infecção, ou com presença evidente de secreção sem resposta ao tratamento local (curativo).

c) A coleta de material para cultura também poderá ser recomendada pelo SCIH para fins de vigilância de patógenos resistentes, em rotinas a serem estabelecidas.

d) A coleta inadequada do material, além de dificultar a interpretação, gera custos desnecessários para processamento dos exames e induz o uso desnecessário de antimicrobianos.

19.6.3.1 Técnica de aspiração do material

a) **Material:** todo material para curativo mais uma seringa de 10 ml e agulhas 40 × 12.

b) **Procedimentos:** proceder a limpeza com solução fisiológica; coletar material utilizando seringa com agulha, aspirando o local desejado; identificar a amostra e encaminhar ao laboratório. Quando não for possível a realização da técnica de aspiração, realizar a coleta com *swab*.

19.6.3.2 Técnica de coleta por swab

a) **Material:** todo material para curativo mais um *swab* com meio de cultura.
b) **Procedimentos:** limpar minuciosamente a ferida com soro fisiológico; gire suavemente o *swab* no interior da ferida e, depois, nas bordas da ferida. Coloque o *swab* em meio de cultura, identifique-o e encaminhe ao laboratório

19.7 CURATIVOS EM FIXADORES EXTERNOS

Fixadores externos de curativos são os materiais que fixam externamente os drenos, cateteres de acesso central ou periférico, sondas e tubos.

a) **Material:** bandeja contendo pacote de curativo estéril (2 pinças e gaze), gazes estéreis, esparadrapo, soro fisiológico, álcool a 70% e luva de procedimento.
b) **Procedimento:** lavar as mãos com água e sabão; reunir o material e levá-lo próximo ao paciente; explicar ao paciente o que será feito; colocar o paciente em posição adequada, expondo apenas a área a ser tratada; abrir o pacote com técnica asséptica; colocar gaze em quantidade suficiente sobre o campo estéril; colocar luvas; remover o curativo anterior com uma das pinças usando soro fisiológico 0,9%; desprezar a pinça utilizada; com outra pinça, pegar uma gaze e umedecê-la com soro fisiológico; limpar o local de inserção do dreno ou cateter, utilizando as duas faces da gaze; ocluir o local de inserção com gaze; colocar o setor em ordem; lavar as mãos; fazer evolução da ferida e anotações de materiais na papeleta do paciente. Anotar sobre a cobertura de esparadrapo ou micropore, data e horário da troca.

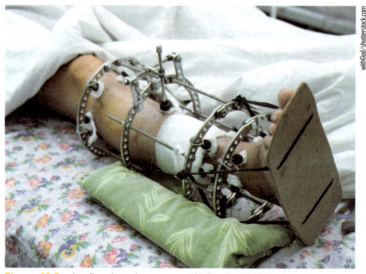

Figura 19.5 – Lesões de pele com uso de fixador externo.

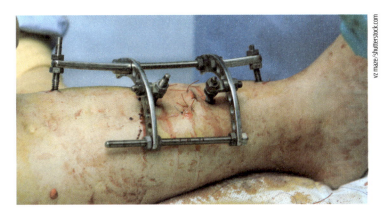

Figura 19.6 – Outro exemplo de fixador externo.

19.8 CURATIVOS EM TRAQUEOSTOMIAS

a) **Material:** bandeja contendo pacote de curativo estéril (2 pinças e gaze), gazes estéreis, esparadrapo, soro fisiológico, álcool a 70% e luva de procedimento.

b) **Procedimento:** lavar as mãos com água e sabão; reunir o material e levá-lo próximo ao paciente; explicar ao paciente o que será feito; colocar o paciente em posição adequada; nesse caso, em posição Fowler; abrir o pacote com técnica asséptica; colocar gaze em quantidade suficiente sobre o campo estéril; colocar luvas; remover o curativo anterior com uma das pinças usando soro fisiológico 0,9%; desprezar a pinça utilizada; com outra pinça, pegar uma gaze e umedecê-la com soro fisiológico e limpar o local de inserção da cânula de traqueostomia, utilizando as duas faces da gaze; ocluir ao redor da cânula com gaze; fazer a troca do cadarço de fixação da cânula; colocar o setor em ordem; lavar as mãos; fazer as anotações de troca do curativo e materiais na papeleta do paciente.

c) **Observação:** ao fazer a troca do cadarço, tracionar a cânula de traqueostomia com uma das mãos, evitando seu deslocamento.

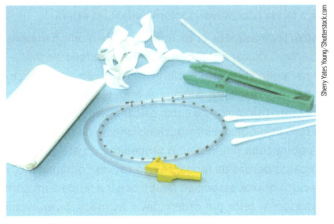

Figura 19.7 – Material para curativos em traqueostomia.

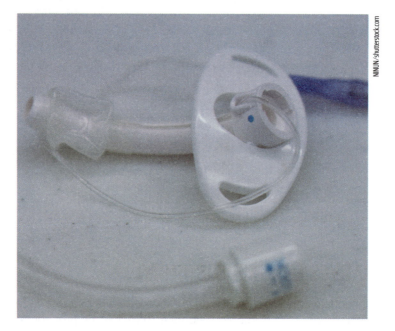

Figura 19.7 – Cânula de traqueostomia descartável.

19.9 CURATIVOS EM FISTULAS E DEISCÊNCIAS DE SUTURAS

Quando ocorre uma fistula ou deiscência de parede, torna-se difícil a realização de limpeza no interior da ferida, o que proporciona um ambiente ideal para a colonização de patógenos. O recomendado é realizar a limpeza da ferida em todo o seu interior com jatos de solução fisiológica.

a) **Material:** pacote de curativo com 2 pinças e gaze, cuba pequena estéril, cuba rim, sonda uretral nº 8 e 12, seringa de 20 ml, soro fisiológico 0,9%, ácido graxo essencial (AGE); se a ferida não estiver contaminada, luva estéril.

b) **Procedimentos:** lavar as mãos com água e sabão; reunir o material e levá-lo próximo ao paciente; explicar ao paciente o que será feito; fechar a porta para privacidade do paciente; colocar o paciente em posição adequada expondo apenas a área a ser tratada; abrir todo o material com técnica asséptica sobre o campo estéril; colocar soro fisiológico na cuba; calçar luva estéril; conectar sonda à seringa, aspirar o soro fisiológico e introduzir no orifício da ferida; aspirar novamente e desprezar na outra cuba rim; repetir o procedimento até que a secreção aspirada saia limpa; secar as bordas da ferida; se não estiver contaminado, pode-se utilizar a aplicação ácidos graxos essenciais (AGE); ocluir a ferida com compressa quando necessário; colocar o setor em ordem; lavar as mãos; fazer evolução da ferida e anotações de materiais na papeleta do paciente.

TÉCNICAS ESPECIAIS DE CURATIVO

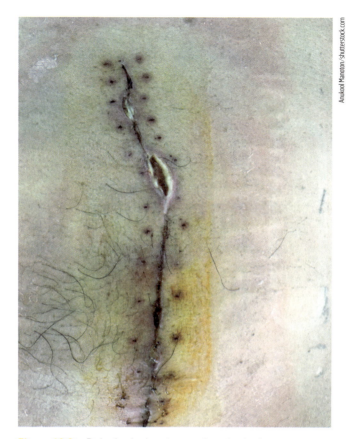

Figura 19.8 – Deiscência de sutura após retirada dos pontos.

Capítulo

20 PACIENTE PORTADOR DE QUEIMADURAS

Neste capítulo, você estará apto a:

- Perceber que queimaduras são feridas traumáticas presentes nos tecidos de revestimento do corpo humano, determinando a destruição parcial ou total da pele e seus anexos, podendo atingir camadas mais profundas, como tecido celular subcutâneo, músculos, tendões e ossos. [16] [18]

- Conhecer as principais consequências que envolvem a lesão de pele por queimadura.

20.1 INTRODUÇÃO

Os protocolos para tratamento de feridas provocadas por queimaduras podem variar de uma instituição para outra. Aspectos que indicam a gravidade da ferida como a localização, profundidade, extensão, presença ou não de infecção, agente causador do trauma, estado nutricional dos pacientes, presença de doenças crônicas degenerativas e faixa etária, afetarão diretamente o processo de cicatrização e influenciarão na escolha do tratamento da ferida.[18]

Existe uma preocupação muito grande com relação aos pacientes queimados, visto que, muitas vezes, o tratamento se inicia em casa, por terceiros, sem conhecimento nenhum no que deve ser feito para amenizar a dor e o trauma que exerce na vítima de queimadura.

20.2 CAUSAS

As causas são variadas, porém as queimaduras geralmente são provocadas por:

a) Exposição ou contato com uma fonte de calor – queimaduras solares, água fervendo.

b) Contato com substância química.

c) Exposição a agente radioativo – raio X.

d) Choque elétrico.

e) Exposição a águas-vivas e outros animais marinhos.

20.3 CLASSIFICAÇÃO

As queimaduras estão classificadas de acordo com a sua profundidade e tamanho, sendo geralmente mensuradas pelo percentual da superfície corporal acometida.[19] [20]

a) **Queimaduras de 1º grau:** também chamada de **queimadura superficial** – são aquelas que envolvem apenas a epiderme, a camada mais superficial da pele. Os **sintomas** são: dor intensa, vermelhidão local, mas com palidez na pele quando tocada. A lesão da queimadura de 1º grau é seca e não produz bolhas. Geralmente melhoram no intervalo de 3 a 6 dias, podendo descamar e não deixam sequelas.[19] [20] **Características:** não sangram, não passam a epiderme, se mantêm secas e não precisa ser conduzida à emergência.

b) **Queimadura de 2º grau:** atualmente está dividida em **2º grau superficial** – é aquela que envolve a epiderme e a porção mais superficial da derme. Os **sintomas** são os mesmos da queimadura de 1º grau, incluindo ainda o aparecimento de bolhas e uma aparência úmida da lesão. Demora mais para ser tratada, podendo levar até 3 semanas, não costuma deixar cicatriz, mas o local da lesão pode ser mais claro e a de **2º grau profunda** – são aquelas que acometem toda a derme, sendo semelhantes às queimaduras de 3º grau. Como há risco de destruição das terminações nervosas da pele, este tipo de queimadura, que é bem mais grave, pode até ser menos doloroso que as queimaduras mais superficiais. As glândulas sudoríparas e os folículos capilares também podem ser destruídos, fazendo com a pele fique seca e perca seus pelos. A cicatrização demora mais que 3 semanas e costuma deixas cicatrizes.[18] [19]

c) **Queimadura de 3º grau:** são queimaduras mais profundas que acometem toda a derme e atingem tecidos subcutâneos, com destruição total de nervos, folículos pilosos, glândulas sudoríparas e capilares sanguíneos, podendo inclusive atingir músculos e estruturas ósseas. **Características:** são lesões de aspecto esbranquiçado, acinzentado, seco, são indolores e deformantes e não curam sem apoio cirúrgico, necessitando de enxertos.

Veja na Figura 20.1 as características de cada classificação das queimaduras no tecido tegumentar.

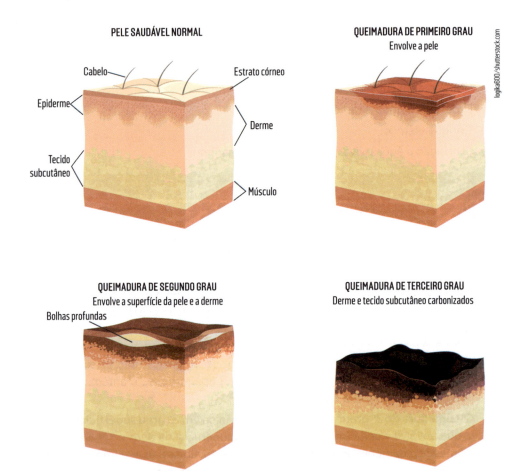

Figura 20.1 – Aspecto da pele de acordo com a classificação das queimaduras.

20.4 COMPLICAÇÕES

Dentre as complicações estão:[19]

a) **Infecção:** a pele tende a ficar vulnerável a infecções bacterianas e, com isso, aumenta o risco de sepse. A sepse evolui rapidamente, com risco de vida, condição que pode causar falha de órgãos e choque.

b) **Hipovolemia:** baixo volume de sangue na circulação sanguínea, podendo danificar os vasos sanguíneos e causar a perda de líquidos.

c) **Hipotermia:** a pele contribui para a manutenção e o controle da temperatura do corpo, quando o corpo perde calor mais rapidamente do que ele pode produzir calor, causando uma temperatura corporal perigosamente baixo.

d) **Problemas respiratórios:** inalar ar quente ou fumaça pode queimar vias aéreas e causar dificuldades respiratórias sérias.

e) **Cicatrização:** podem ocorrer formação de queloides e contraturas.

f) **Problemas ósseos e articulares:** queimaduras profundas podem limitar os movimentos dos ossos e articulações.

20.5 TRATAMENTO E ASSISTÊNCIA DE ENFERMAGEM PARA FERIDAS DE QUEIMADURAS

20.5.1 Desbridamento cirúrgico

Indicado praticamente em todos os casos de queimaduras de segundo e terceiro graus. Deve ser realizado no centro cirúrgico, sob anestesia. O procedimento envolve a retirada mecânica de todo o tecido necrótico – epiderme/derme, além da remoção de secreções e de contaminantes, como restos de roupa, medicamentos caseiros, e outros, com o objetivo de se obter a limpeza meticulosa da ferida queimada.

A ferida desbridada deve ser protegida por um curativo aberto ou fechado, quando se usa um agente antibacteriano e/ou debridante de ação tópica.

Os medicamentos tópicos mais comuns utilizados são:[19] [20]

a) Cremes à base de sulfadiazina de prata, a sulfadiazina de zinco, salicilato de sódio, enzimas – colagenases, nitrato de cério e acetato de mafenida.

b) Prata elemental, com ação antibacteriana prolongada.

c) Antissépticos, como curativos que contenham a clorexidina.

No curativo aberto aplica-se este medicamento diretamente na lesão, o que deve ser repetido em intervalos regulares, dependendo do medicamento tópico. No curativo fechado, após a aplicação do medicamento tópico, a área da ferida

CAPÍTULO 20

é coberta por um curativo, geralmente gaze de malha fina, algodão ortopédico e atadura de crepom.

O desbridamento é seguido por curativos com ou sem anestesia, em intervalos de 12h até 24-36h, dependendo da extensão e da gravidade da lesão.

20.5.2 Excisão

Indicada nas lesões de terceiro grau ou queimaduras de segundo grau profundo que evoluíram para terceiro grau ou com infecção. O objetivo é remover o tecido queimado, até que atinja o tecido viável, permitindo que aquela área seja enxertada, obtendo fechamento da lesão das queimaduras.[18] [20]

Geralmente é realizada em etapas de 10% a 15% da área corporal, iniciando-se 48-72h após a queimadura, após o controle agudo do paciente. É realizada no centro cirúrgico, sob anestesia. A excisão, conforme a profundidade, pode ser: **tangencial:** a lesão de queimadura é removida em camadas sequenciais, tangencialmente à lesão, até que se obtenham sinais de viabilidade do tecido, com sangramento difuso ou em múltiplos pontos; **até a gordura:** toda a espessura da lesão é removida, com lâmina ou cautério, até a gordura viável; **até a fáscia:** toda a espessura da lesão, assim como todo o panículo adiposo profundo à lesão, é removida, até a fáscia.[18] [19] [20] Estes procedimentos provocam sangramento significativo, sendo quase sempre necessária a reposição do volume sanguíneo, com transfusões. Esses procedimentos requerem a cobertura imediata da lesão excisada com auto, homo ou xeno enxerto, ou ainda com substitutos artificiais da pele. Dá-se preferência ao auto enxerto, que nem sempre é possível em queimaduras com áreas superiores a 30% a 40%, quando se opta por coberturas alternativas. Sempre procurar usar a pele autóloga e, a seguir, em uma escala de sequência, a pele homóloga, a pele heteróloga e, então, os substitutos cutâneos, como a matriz de regeneração dérmica e outros produtos da bioengenharia.[20]

20.5.3 Enxerto

O enxerto de pele é realizado para se obter o fechamento da ferida de terceiro grau. Pode ser realizado imediatamente após a excisão, ou mais tardiamente, em feridas que evoluíram com tecido de granulação.[20]

No caso de feridas excisadas, o enxerto de pele é aplicado diretamente no leito obtido por meio da excisão. No caso das excisões tangenciais, o enxerto é aplicado sobre a derme profunda viável, exposta através da excisão; no caso da excisão até a gordura, sobre a gordura viável; e nos casos da excisão até a fáscia, sobre a fáscia muscular.[18] [19] [20]

No caso de feridas que evoluíram com granulação, esta deve ser removida mecanicamente antes da colocação das lâminas do enxerto.

25.5.4 Curativo

Geralmente requer cuidados especiais com imobilização, ocasionalmente sendo necessário uso de talas gessadas ou de material termo moldável, durante a fase inicial da "**pega**" do enxerto.[18]

a) **Curativo biológico:** no caso de feridas excisadas, quando não se dispõe de pele autógena ou homógena suficiente para a cobertura da ferida, ou em lesões de segundo grau profundo, ou lesões que necessitem de cobertura temporária eficiente, pode-se utilizar membranas biológicas. Essas membranas podem ser humanas: pele; membrana amniótica ou de animais: pele de rã, pele de porco, e podem ser vivas ou não vivas – conservadas em algum meio que mantenha a estrutura, mas não a viabilidade.

b) **Curativos sintéticos:** existe atualmente uma enorme seleção de materiais sintéticos, ou produtos da bioengenharia, que pode substituir a pele temporariamente, ou provocar reação local, que faz com que sejam "invadidos" por tecido autólogo, tornando-se um leito receptor para autoenxerto fino em 3 a 4 semanas, causando assim o fechamento da ferida, sem uso de pele autógena imediatamente depois da excisão, o que os torna bastante apropriado nos casos de queimaduras extensas, quando não há pele autóloga para a cobertura da lesão excisada.

c) **Curativo em geral:** a troca do curativo do paciente queimado também exige técnica estéril, e pode ser realizado no leito do paciente, na sala de curativo, na sala de balneoterapia, ou no centro cirúrgico, dependendo da disposição arquitetônica ou da experiência de cada serviço. Pode ser realizado sob o efeito de analgesia, sedação ou anestesia. Dependendo da gravidade e extensão da lesão , pode ser realizado com intervalos que variam de 12h a 36h, quando a ferida é reavaliada, e o medicamento tópico ou o curativo com medicamento tópico, mantido ou substituído conforme o aspecto da lesão.

20.5.5 Tratamento conservador

Pode-se optar pela conduta conservadora para se tratar a ferida. Nesta conduta, a lesão não é imediatamente desbridada, mas sim protegida inicialmente com a aplicação de agentes tópicos eficientes, sem remover a pele. Aguarda-se a evolução da lesão para se tomar as medidas apropriadas.[18] [20]

Este método é mais utilizado nas "queimaduras" por produtos que podem estar presentes em folha de figo, limão, e outras plantas. Na realidade, provocam uma reação fototóxica, onde as camadas da pele mais superficiais se descolam das mais profundas, com a formação de bolhas, de uma maneira muito semelhante a uma queimadura de segundo grau. Esses produtos estão geralmente associados a lesões em consequência a bronzeamento com "bronzeadores" caseiros, levando a feridas de grande extensão corporal que, muitas das vezes, são tratadas conservadoramente.[18]

CAPÍTULO 20

20.5.6 Outras orientações [18]

a) **Curativos de queimaduras no ambulatório:** a maioria das lesões por queimaduras pode ser tratada ambulatorialmente, não sendo necessária a internação do paciente. Os serviços especializados estão preparados para atender esses pacientes, quando são praticadas as mesmas técnicas de tratamento da lesão descritas acima, sendo que os procedimentos mais comumente realizados em ambulatório são: desbridamento da queimadura com anestesia; curativos; desbridamento da queimadura sem anestesia.

b) **Alta pós-epitelização:** o paciente recebe alta do tratamento da ferida após a epitelização completa da lesão. É recomendado ao paciente proteção contra os raios solares e ultravioletas, assim como pode ser necessário o uso de malhas compressivas por um período variável após a cura.

c) **Acompanhamento, órteses e malhas compressivas:** um paciente com lesão superficial de espessura parcial deve ser acompanhado até a epitelização da queimadura e a seguir será examinado após algumas semanas para evidência de hipertrofia da cicatriz. Lesões que epitelizam em até 14 dias geralmente não formam cicatrizes. Lesões curadas entre 14 e 21 dias devem ficar em observação – retorno em 3 a 6 semanas. Em lesões que demoram mais de 21 dias para a cura, deve-se instituir o tratamento preventivo de cicatriz hipertrófica, de imediato. Se ocorrer cicatriz hipertrófica, deve-se recorrer ao uso de cremes e malhas compressivas que serão usadas até que a cicatriz se torne quiescente, o que costuma levar de 12 a 18 meses. Órteses compressivas são recomendadas para a prevenção e o tratamento de retrações, assim como para o preenchimento dos espaços côncavos das roupas compressivas. Podem ser rígidas, semirrígidas ou maleáveis. Paciente deve ser instruído no sentido de evitar a exposição ao sol durante o período de maturação da ferida, pois esta pode tornar-se hiperpigmentada, o que com frequência é permanente. O uso de barreiras mecânicas ou um protetor solar (FPS 30) é recomendado para as áreas cicatrizadas não ficarem expostas à luz solar direta.

d) **Procedimentos reconstrutores:** a temporização e a escolha do procedimento reconstrutor a ser recomendado ao paciente com sequela de queimaduras deve ser resultado de uma avaliação multidisciplinar, quando as necessidades funcionais, estéticas e psicológicas do doente devem ser estabelecidas.

A partir deste momento, a sequência do tratamento é planejada e exposta ao paciente ou seu responsável. Este tratamento pode envolver uma série de procedimentos e se faz imperativo que todos compreendam os possíveis resultados com expectativas realistas, evitando assim mais traumas psicológicos importantes. O uso de expansores de tecido se tornou comum como uma das alternativas mais usadas para este tipo de reconstrução.[18]

Veja na Figura 20.2 a situação de uma vítima de queimadura. Observe o tipo de lesão de pele, infecção e curativo parcial.

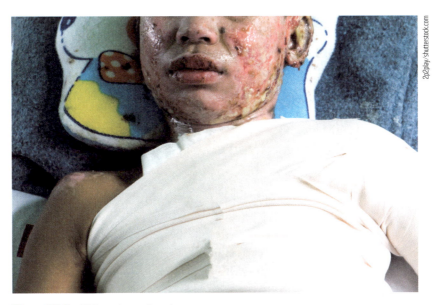

Figura 20.2 – Vítima de queimadura.

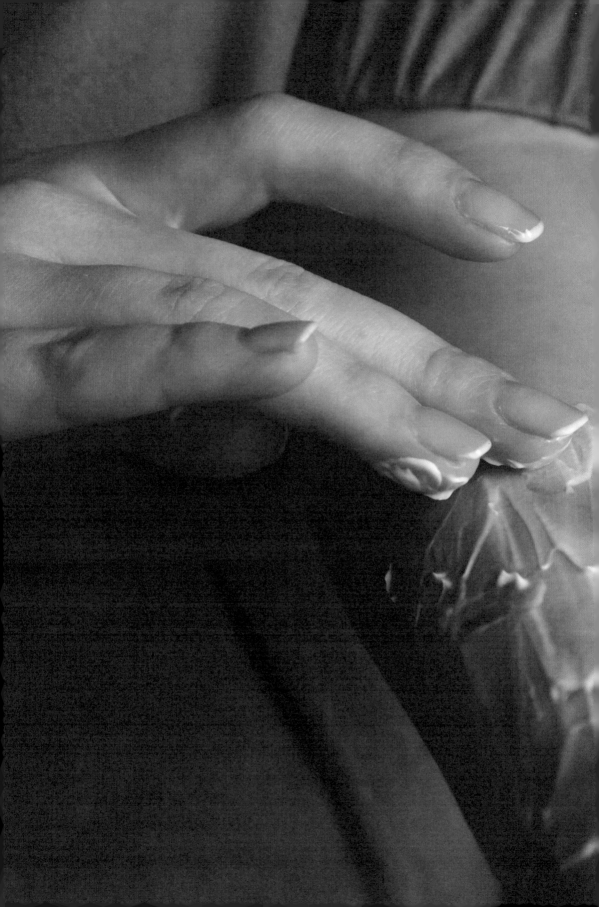

PARTE

5

TRATAMENTO E CUIDADOS COMPLEMENTARES

Capítulo

21

TRATAMENTO HIPERBÁRICO

Neste capítulo, você estará apto a:

- Compreender que o uso da terapia hiperbárica consiste em aumentar a pressão parcial de oxigênio no plasma sanguíneo.[1]

- Identificar todas as características desse tratamento, que teve seu início em 1937 [1] e tem se inovado cada vez mais nos tratamentos de lesão de pele.

21.1 INTRODUÇÃO

Oxigenoterapia hiperbárica (O$_2$HB) ou hiperoxigenação hiperbárica é um método terapêutico no qual o paciente é submetido a uma pressão maior que a atmosférica, no interior de uma câmara,[1] chamada de câmara hiperbárica, com uma concentração de oxigênio a 100%.

O uso terapêutico do oxigênio hiperbárico teve início em 1937, quando foi utilizado para tratamento de doenças descompressivas em mergulhadores.[1] Em 1993 foi utilizado no Brasil para tratamento de queimados.[1] Desde então, essa modalidade de tratamento vem sendo utilizada tanto como base inicial, como coadjuvante de diversos tratamentos, em várias patologias, com tratamentos refratários às abordagens e técnicas tradicionais.

Assim como as demais drogas utilizadas nos tratamentos, o uso de oxigênio deve ser criterioso, levando em consideração suas propriedades, limites terapêuticos e doses e efeitos adversos. Deve ter indicação e avaliação médica constante.

21.2 TRATAMENTO

O tratamento é feito através de uma câmara, chamada de câmara hiperbárica, que compreende um compartimento hermeticamente vedado, que pode ser pressurizado com ar comprimido ou oxigênio puro, ou seja, a 100%. As câmaras são conhecidas como **multiplaces** – a câmara pode acomodar vários pacientes simultaneamente, ou **monoplaces** – acomoda apenas um paciente. Por causa do custo do equipamento e do tratamento, as mais utilizadas são as multiplaces. Veja nas Figuras 20.1 e 20.2 os modelos de uma câmara hiperbárica.

A oxigenoterapia aumenta a pressão parcial de oxigênio (PO$_2$ plasmático), acima da atingida em condições atmosféricas normais.[1] No tratamento, essa pressão pode chegar a 20 vezes superior ao nível normal da PO$_2$. A tensão da PO$_2$ do ar respirado do ambiente é determinada pelo aumento da tensão de oxigênio, suficiente para elevar a PO$_2$ até o nível desejado no sangue arterial ou na área hipóxica,[1] alcançando assim o efeito desejado do tratamento.

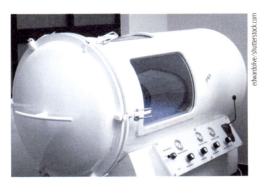

Figura 21.1 – Modelo de câmara hiperbárica monoplaces.

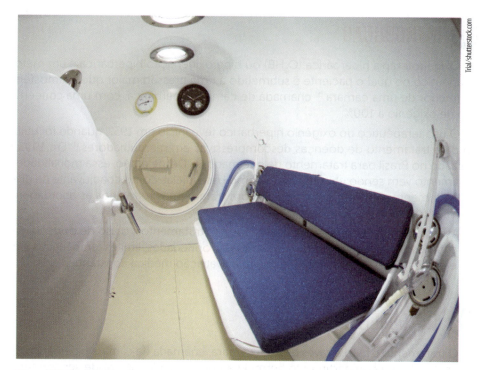

Figura 21.2 – Modelo de câmara hiperbárica multiplaces.

Entendendo o funcionamento da oxigenoterapia hiperbárica:[1]

a) O efeito do O_2HB em áreas isquêmicas pode atingir de 5 a 15 mmHg, comprometendo a função e sobrevivência celular.

b) Um pouco acima, em torno de 20 mmHg, compromete os processos regenerativos.

c) Para sintetizar o colágeno e para se dividirem e migrarem, os fibroblastos necessitam de tensão tissular entre 30 e 40 mmHg, estimulando a ação fibroblástica no tecido isquêmico, desenvolvendo matriz de colágeno.

d) A exposição diária entre 3 a 4 horas faz esse processo ser eficiente na regeneração do tecido.

e) A hiperoxigenação restaura a resposta fisiológica dos tecidos, reduz a progressão de necrose, facilita a resposta celular de defesa contra infecção e promove a cicatrização.

21.3 INDICAÇÕES CLÍNICAS DE O_2HB

Este tipo de tratamento é indicado como forma de potencializar a regeneração dos tecidos em feridas e outras lesões, crônicas ou de alto risco, refratárias a tratamentos usuais.

Os casos mais indicados são:[1]

a) **Lesão de tecidos moles com regeneração refratária:** lesões refratárias no diabetes, úlceras de estase venosa, escaras de decúbito, ulcerações em insuficiência arteriais ou arterites.

b) **Infecções necrotizantes de tecidos moles:** celulite anaeróbica crepitante, gangrena bacteriana progressiva, fasceíte necrotizante, miosites estreptocócicas e outras infecções necrotizantes por anaeróbios.

c) **Queimaduras:** térmicas, químicas e elétricas, principalmente.

d) **Isquemia periférica aguda:** isquemia traumática, lesão por esmagamento, reimplantação de extremidades amputadas, complicações de obstrução arterial, vasculopatias alérgicas ou medicamentosa, pé diabético.

e) **Gangrena gasosa:** mionecrose e celulite clostidianas.

f) **Enxertos e retalhos comprometidos ou de alto risco:** cutâneos, cartilaginosos ou mistos.

g) **Necrose por radiação:** radiodermite, necrose de tecidos moles.

h) **Micoses refratarias:** actinomicose, aspergilose invasiva.

21.4 CONTRAINDICAÇÃO DE O_2HB

Assim como todo tipo de tratamento, a O_2HB também tem suas contraindicações. Entre elas destacamos:

a) Infecções de vias aéreas superiores.

b) Doença pulmonar obstrutiva crônica (DPOC), com retenção de CO_2.

c) Cirurgias prévias em ouvido.

d) Esferocitose congênita.

e) Infecção viral na fase aguda.

f) Pneumotórax.

g) Gravidez.

h) Hipertermia.

> **Lembrete!**
>
> A oxigenoterapia hiperbárica é uma modalidade terapêutica médica, reconhecida pelo Conselho Federal de Medicina e disciplinada pela Sociedade Brasileira de Medicina Hiperbárica.

21.5 EFEITOS INDESEJÁVEIS NO TRATAMENTO

Alguns efeitos indesejáveis podem surgir durante o tratamento, e os sistemas respiratórios e nervoso central são os mais atingidos.

CAPÍTULO 21

A oxigenação hiperbárica pode estabelecer alguns sinais de intoxicação a partir de uma exposição acima de 2 horas, dependendo da suscetibilidade do paciente no momento das sessões, podendo causar fobia, irritabilidade e sensação de desconforto.

No aparelho respiratório pode apresentar irritação das vias áreas superiores, com sensação de secura na garganta e, as vezes, epistaxe.

21.6 ASSISTÊNCIA DE ENFERMAGEM NO TRATAMENTO HIPERBÁRICO

Assim como em outros tipos de tratamento, a enfermagem tem suas responsabilidades sobre essa modalidade. Entre elas, destacamos:

a) Mostrar ao paciente e seu acompanhante o local do tratamento, a câmara hiperbárica e seu funcionamento.

b) Orientar o paciente quanto ao tratamento e suas possíveis complicações.

c) Orientar quanto ao tipo de roupas, que deve ser à base de algodão ou linho e confortáveis.

d) Retirar todos os adornos, relógios, lentes de contato, próteses auditivas e celulares.

e) Orientar quanto a evitar o uso no dia anterior de graxa, óleo, gordura, acetona ou álcool.

f) Orientar a fazer suas necessidades fisiológicas antes de entrar na câmara.

g) Verificar se o paciente faz uso de algum tipo de creme ou pomada para tratamento e comunicar ao médico local.

h) Estar atento aos sinais de febre, coriza, dor no corpo e erupções na pele.

i) Se o paciente faz uso de fraldas, substituí-las por lençóis de tecido no momento da sessão.

j) Retirar os calçados e verificar se as meias são de algodão.

k) Remover esmalte, creme dos cabelos, maquiagem e não utilizar desodorantes ou perfumes à base de álcool.

l) Não levar alimentos de qualquer espécie, como chicletes, balas, bolachas e outros petiscos para dentro da câmara.

m) **Atenção aos curativos:** não realizar curativos à base de povidine, vaselina, óleos minerais ou vegetais por um período que antecede a 8 horas da sessão. Pomadas como colagenase ou sulfadiazina de prata estão autorizadas por um período de 2 horas antecedentes à sessão.

n) Anotar intercorrências em prontuário próprio do paciente.

o) Comunicar ao médico qualquer intercorrência no momento da sessão ou após.

TRATAMENTO HIPERBÁRICO

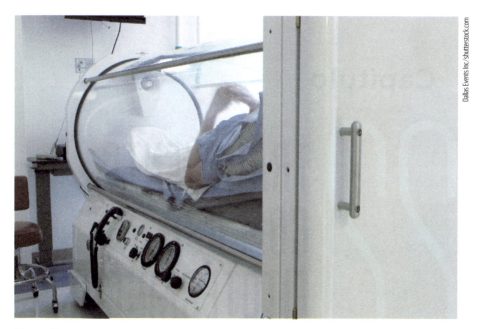

Figura 21.3 – Paciente sendo submetido ao tratamento.

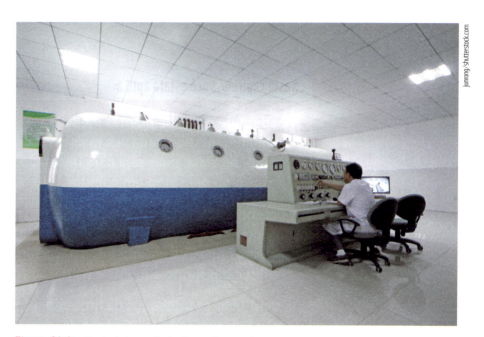

Figura 21.4 – Central de controle do equipamento.

Capítulo

22

TRATAMENTO COM USO DE FITOTERÁPICOS

Neste capítulo, você estará apto a:

- Saber que o uso de plantas medicinais vem aumentando cada vez mais no nosso dia a dia, quer seja para benefício próprio ou para algo em comum.

- Entender que as plantas têm várias propriedades que nos auxiliam em diversos tipos de tratamento e que são conhecidas mundialmente e há décadas.

- Identificar os princípios da fitoterapia e seus benefícios no tratamento de lesões de pele.

22.1 INTRODUÇÃO À FITOTERAPIA NO BRASIL

É cada vez maior o número de pessoas que têm interesse ou dá reconhecimento para o uso de plantas de modo geral para o seu dia a dia. Na maioria das vezes, o relacionamento do homem com o mundo vegetal não tem sido muito consciente, o que torna difícil acreditar na cura pela natureza. Portanto, quando um trabalho é feito de forma consciente, a tarefa do reino vegetal é facilitada e a integração do ser humano com a natureza torna-se viável.[1]

O perfil demográfico do Brasil, com suas desigualdades regionais, suas transformações no processo de reforma sanitária e adoção de estratégia da saúde da família, revela a necessidade de uma visão integral, inter e multidisciplinar, comprometida ética, política e socialmente com o ser humano e a sociedade.[1]

A Organização Mundial de Saúde (OMS) incentiva o uso de terapias não convencionais, partindo do pressuposto de que os avanços científicos e tecnológicos abrangem menos de 1/3 da população[1] e que as dificuldades encontradas pelos profissionais de saúde ocorrem em virtude dos contrastes culturais de cada região, bem como dos contrastes socioeconômicos, o que dificulta o uso das novas tecnologias nos tratamentos diários.

No Brasil, apenas na Amazônia encontram-se cerca de 40% das florestas tropicais de todo o planeta,[1] com uma enorme variedade de plantas medicinais, muitas ainda nem conhecidas pelo homem e muitas ainda em estudo. O número da espécie vegetal brasileira está estimado em 200 mil e considera-se que pelo menos a metade possui propriedade medicinal,[1] mas apenas 1% dessas espécies é estudado adequadamente.

Em 2007, o Ministério da Saúde elaborou uma nova política aprovada pelo Conselho Nacional de Saúde, liberando orçamentos e recursos para a implantação da política de adoção de tratamento não convencional na rede básica de saúde, com o objetivo de ampliar as opções terapêuticas aos usuários do Sistema Único de Saúde (SUS).[1] Criou-se a Política Nacional de Medicina Natural e Práticas Complementares (MNPC) no SUS, com o objetivo de ampliar as opções terapêuticas aos usuários da rede pública, com garantia de acesso a tratamentos e serviços relacionados.[1]

De todas as terapias propostas por essa nova política, a MNPC, a fitoterapia é a única que garante a participação ativa da comunidade,[1] embasando-se no conhecimento popular das pessoas.

A Portaria nº 971, de 03/05/2006, publicada no *Diário Oficial da União* (Anexo I), autoriza, reconhece o valor terapêutico e incentiva as unidades de saúde a adotarem as terapias não convencionais, entre as quais se encontra a **fitoterapia**.

Também a Resolução Cofen nº 197/1997 (Anexo II) estabelece e reconhece as terapias alternativas como especialidade e/ou qualificação do profissional de enfermagem, citando neste ato a **fitoterapia**.

CAPÍTULO 22

22.2 A ESCOLHA DO LOCAL

A primeira providência a se pensar em termos de plantio de ervas medicinais é avaliar as condições do solo, do clima e o tipo de cultura dos moradores do local.

O principal objetivo de se construir uma horta medicinal é ter ao alcance das mãos, a qualquer hora, as plantas mais indicadas para o tratamento de sintomas comuns e de menor gravidade, devendo ficar claro e evidente para os adeptos da fitoterapia que nada substitui o encaminhamento aos profissionais e ao cuidado adequados da enfermagem.

A seguir identificamos as características ideais do local da escolha da horta medicinal:[1]

a) Terreno com pouco declive ou plano, sem inundação e pouco compactado.

b) Com luz solar durante o dia, voltado para a face norte, por oferecer mais luz e calor.

c) Próximo a fonte de água limpa, garantindo uma boa irrigação.

d) Distante de lixo, rede de esgoto, fossa, animais, chiqueiros e outros poluentes do solo.

e) Protegido contra o vento e frio excessivo.

22.3 DEFINIÇÃO DE TERMOS USADOS NA FITOTERAPIA

Listamos a seguir os termos mais utilizados na fitoterapia:[1]

a) **Adstringente:** contrai os tecidos e vasos sanguíneos, diminuindo o exsudato.

b) **Balsâmico:** aromático e reconfortante.

c) **Depurativo:** libera elementos impuros da corrente sanguínea.

d) **Diaforético:** normaliza a temperatura corporal por meio da transpiração e sudorese.

e) **Maceração:** método de obtenção da tintura pela extração da matéria-prima vegetal, por imersão de ervas secas em solução hidroalcoólicas, nas proporções de 50% e 75% por um período prolongado.

f) **Medicamento fitoterápico:** medicamento obtido pelo processo tecnológico, empregando a matéria-prima exclusivamente de vegetais.

g) **Percolação:** método pelo qual se obtém uma tintura extraindo a matéria-prima vegetal de ervas secas e moídas, através da passagem em percolador apropriado.

h) **Sedativa:** erva que acalma, tranquiliza, harmoniza o ser humano e traz bons resultados.

i) **Tintura mãe (TM):** são preparados à temperatura ambiente a partir de ervas secas, com solvente hidroalcoólico, na proporção 1:5, pelos métodos percolação e maceração.

j) **Vulnerário:** que cicatriza as feridas.

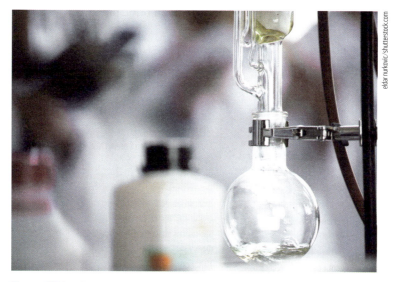

Figura 22.1 – Percolador.

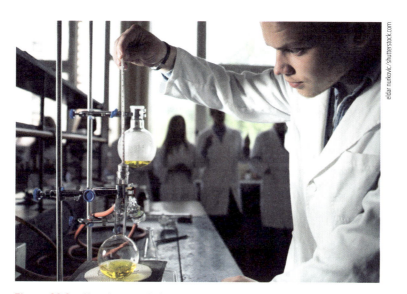

Figura 22.2 – Uso do percolador.

22.4 PRINCÍPIO ATIVO DAS PLANTAS MEDICINAIS

Os princípios ativos mais importantes para as plantas medicinais são: ácidos orgânicos, alcaloide, composto fenólico e inorgânicos, flavonoides, glicosídeos, óleos essenciais, saponinas e taninos.

CAPÍTULO 22

Veja no Quadro 22.1 as características de cada princípio ativo:

Quadro 22.1 – Princípio ativo das plantas medicinais

Princípio ativo	Características	Ação	Exemplo
Ácidos orgânicos	Os mais conhecidos são: málico, cítricos e oxálicos.	Laxativos e diuréticos.	*
Alcaloides	Composto químico nitrogenado procedente do metabolismo das plantas. Formas: sólidos ou líquidos. Cor: incolor, amarelo ou roxo. Presentes nas folhas, caule e raiz das plantas.	Alta toxicidade. Atuam diretamente no Sistema Nervoso Central (SNC). Proporcionam ações: analgésica, anestésica, estimulante, broncodilatadora, antiespasmódica, emética, calmante e sedativa. São tóxicos quando utilizados de maneira inadequada.	Morfina – papoula. Cocaína – coca. Cafeína. Atropina. Vincristina – Antileucemico.
Composto fenólico	Fenol – composto vegetal mais importante da natureza.	Antisséptica, analgésica e anti-inflamatória	Ácido salicílico – aspirina.
Composto inorgânico	São os sais de cálcio, potássio, silício.	Diuréticos. Formação e fortalecimento dos ossos; Regulam o SNC e o coração. Aumentam a imunidade.	*
Flavonoides	São responsáveis pelas cores das flores e aromas. Concentram-se na parte aérea das plantas. Atraem os insetos polinizadores.	Tratamento dos sintomas da insuficiência venosa periférica e linfática, fadiga nas pernas, câimbras, dores e edema. Fragilidade capilar da pele e mucosas.	Rutina. Artemetina. Silimarina.
Glicosídeos cardioativos	Conhecidos como digitálicos, têm seu princípio ativo extraído das folhas.	Aumentam a força da contração cardíaca; Regulam a frequência cardíaca; Utilizadas no tratamento de insuficiência cardíaca congestiva; Podem ocasionar intoxicação por ter sua ação cumulativa no organismo; Devem ser utilizados juntamente com diuréticos.	Dedaleira; Digitoxina.
Óleos essenciais	Substâncias voláteis de difícil extração. Incolor ou ligeiramente amarelados. Cheiro e sabor fortes. Variam sua concentração nas diferentes partes da planta.	Principais ações: antissépticos, bactericidas, antiviróticos, antiespasmódicos, analgésicos, expectorantes, calmantes, carminativos, estimulantes do SNC.	Óleos essenciais de menta, hortelã, eucalipto, alecrim, limão, canela e outros.
Saponinas	Atividade tensoativa e formam espumas quando em contato com a água. São irritantes para tecidos e mucosas.	Mucolitico, diurético, depurativa. Digestiva e expectorante. Estimulante e imunológica.	Beterraba. Buchinha do Norte. Raiz de alcaçuz. Raiz de ginseng.

Princípio ativo	Características	Ação	Exemplo
Taninos	Substância polifenólica. Acumulam-se nas folhas, frutos e caule.	Cicatrizantes. Hemostáticos. Agem no exsudato das feridas, diminuindo-o. Ação bactericida. Podem provocar irritação gástrica.	Cica – encontrado em frutos verdes. Hemamélis. Romã. Tanchagem.

Fonte: Elaborado pelas autoras.

22.5 PRINCIPAIS PLANTAS UTILIZADAS NAS LESÕES DE PELE

Entre as plantas mais utilizadas, destacamos as que comprovadamente possuem poder resolutivo, antisséptico, cicatrizante ou depurativo, com efeito evidenciado em lesões de pele.[1]

a) **Arnica brasileira**
   - **Parte utilizada:** folhas, partes aéreas e sumidades floridas.
   - **Propriedades terapêuticas:** adstringente, cicatrizante, resolutiva, vasoprotetora e antirreumática.
   - **Indicações:** ferimentos tipo escoriações, traumatismos tipo contusões, dores reumáticas, hematomas, edema, prurido.
   - **Forma de aplicação:** cataplasma ou compressa de tintura no local afetado.

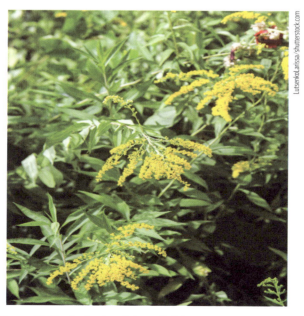

Figura 22.3 – Arnica brasileira – *Solidago Microglossa D.C.*

b) **Barbatimão**
   - **Parte utilizada:** casca do tronco.
   - **Propriedades terapêuticas:** adstringente, cicatrizante, bactericida em inflamações e úlceras; diminui o diâmetro da ferida, induz a uma nova pele, aumenta o número de células de defesa e ocorre formação de novos capilares.
   - **Indicações:** úlceras vasculogênicas, lesão por pressão e pé diabético.
   - **Forma de aplicação:** compressa de tintura no local afetado.

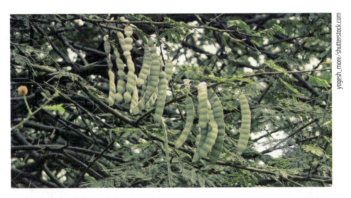

Figura 22.4 – Barbatimão – *Stryphnodendron Barbatiman Martius.*

c) **Babosa**
   - **Parte utilizada:** folhas, seiva e polpa.
   - **Propriedades terapêuticas:** antisséptica, analgésica, bactericida, resolutiva, hidratante natural da pele, estimula a granulação, anti-inflamatória, ajuda a manter o fluxo sanguíneo.
   - **Indicações:** queimaduras, entorse, contusões, feridas em geral, dermatoses.
   - **Forma de aplicação:** aplicação direta no local afetado através de cortes na polpa interna das folhas, fixação no local com ataduras de algodão.

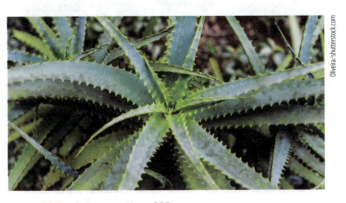

Figura 22.5 – Babosa – *Aloes SPP.*

d) **Eucalipto**
   - **Parte utilizada:** folhas, inflorescências e óleos essenciais.
   - **Propriedades terapêuticas:** hemostática, anti-inflamatória, desinfetante, adstringente, sedativa, balsâmica, bactericida, refrescante, antivirótica e antimicrobiana.
   - **Indicações:** em feridas que necessitem da ação desinfetante e adstringente e em purificação de ambientes.
   - **Forma de aplicação:** banho de imersão ou compressa de chá morno na área afetada, por no máximo 20 minutos antecedentes ao curativo principal e aplicação tópica de óleos essenciais.

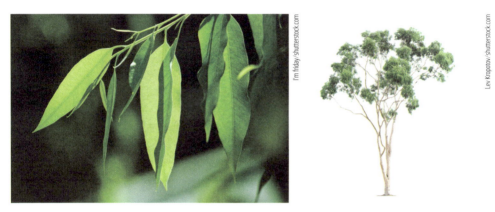

Figura 22.6 – Eucalipto – *Eucalyptus Globulus Labill.*

e) **Pata-de-vaca**
   - **Parte utilizada:** folhas, flores e entrecasca.
   - **Propriedades terapêuticas:** hipoglicemiante, reduz o diabetes e colesterol, diurética, depurativa e purgativa.
   - **Indicações:** coadjuvante no tratamento de úlceras vasculogênicas, pé diabético, lesão por pressão, arteriosclerose.
   - **Forma de aplicação:** chá por decocção, tintura de partes da planta.

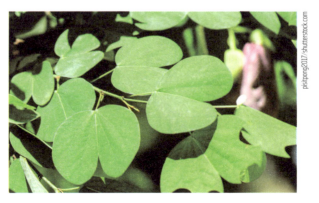

Figura 22.7 – Pata-de-vaca – *Bauhinia Forficata Link.*

f) **Sete-sangrias**
   - **Parte utilizada:** toda a planta.
   - **Propriedades terapêuticas**: adstringente, depurativa do sangue, balsâmica, diurética, antitérmica, anti-hipertensiva, cardiotônica, antirreumática, sedativa.
   - **Indicações:** coadjuvante no tratamento de úlceras vasculogênicas, pé diabético, lesão por pressão, furunculoses, eczemas e outras lesões de pele.
   - **Forma de aplicação:** chá por infusão ou compressas no local afetado.

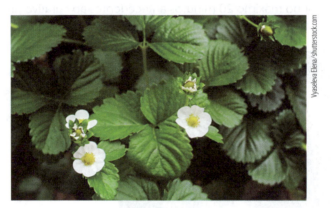

Figura 22.8 – Sete-sangrias – *Cuphea Balsamona Cham El Schlecht.*

g) **Tanchagem**
   - **Parte utilizada:** folhas, suco – na floração, raiz – o ano todo, sementes maduras – na estação seca.
   - **Propriedades terapêuticas:** adstringente, cicatrizante, emoliente, depurativa, digestiva, anti-inflamatória, analgésica, resolutiva.
   - **Indicações:** inflamação bucofaríngea, picadas de inseto, queimadura, sangramento de gengivas, feridas e cortes em geral, úlceras por pressão, outras lesões de diabéticos.
   - **Forma de aplicação:** cataplasma, infusão, chá por decocção.

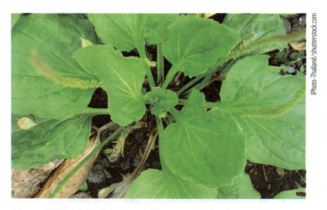

Figura 22.9 – Tanchagem – *Plantago Major L.*

h) **Calêndula**
- **Parte utilizada:** folhas e flores.
- **Propriedades terapêuticas:** cicatrizante, anti-inflamatória, analgésica, sudorífica, vasodilatadora, bactericida e antifúngica.
- **Indicações:** estimula a granulocitose e fagocitose auxiliando no combate a infecção, favorece a regeneração dos tecidos, antisséptica, exsudativa.
- **Forma de aplicação:** chá por infusão ou tintura, pomada, extrato glicólico.

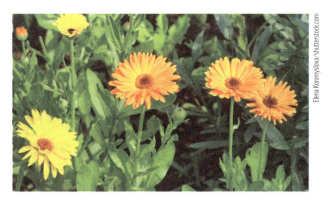

Figura 22.10 – Calêndula – *Calendula Officinalis*.

i) **Confrei**
- **Parte utilizada:** rizoma, raiz e folhas adultas – as folhas novas têm ação tóxica, não devem ser utilizadas.
- **Propriedades terapêuticas:** hemostática, anti-inflamatória, cicatrizante, adstringente, antirreumática, depurativa, anti-hemorroidária.
- **Indicações:** cicatrizante em feridas e ulcerações, psoríase, cicatrizante em cortes, queimaduras, flebites, hematomas, luxações, contusões de várias causas, fissuras, picadas de inseto, depurativa na eliminação de espinhas e irritações da pele.
- **Forma de aplicação:** cataplasma ou alcoolatura.

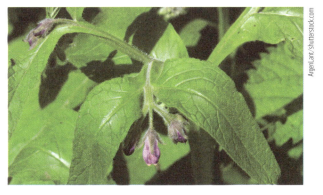

Figura 22.11 – Confrei – *Symphytum Officinalis L.*

j) **Urucum**
   - **Parte utilizada:** folhas, sementes e raiz.
   - **Propriedades terapêuticas:** anti-inflamatória, depurativa, cicatrizante, laxante, estimulante, diurética, hipotensora, antiasmática.
   - **Indicações:** lesões de pele, úlceras e queimaduras, problemas na garganta.
   - **Forma de aplicação:** chá por infusão e tinturas.

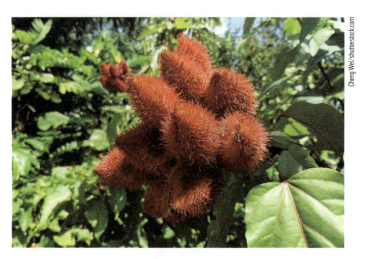

Figura 22.12 – Urucum – *Bixa Orellana L.*

22.6 ASSISTÊNCIA DE ENFERMAGEM NO TRATAMENTO FITOTERÁPICO

O principal cuidado com o uso das plantas fitoterápicas está no conhecimento delas, nos critérios de conhecimento da doença e das propriedades das plantas. Cada parte da planta é destinada a um tipo de uso, e ao mesmo tempo que ela pode ser útil a um determinado tipo de doença, pode ser tóxica, o que complica o quadro clínico do paciente. Muitas vezes o não conhecimento das propriedades da planta em tratamento de lesões de pele pode acarretar em alterações na patologia de base do paciente, complicando por completo o seu tratamento.

Destacamos a seguir alguns cuidados básicos que a enfermagem deve ter ao aderir ao tratamento fitoterápico com os demais membros de sua equipe multidisciplinar:

a) Só utilizar plantas conhecidas e com evidências de tratamento.
b) Saber identificar as plantas.
c) Obter as plantas de fornecedores idôneos e conhecedores do assunto, quando não tiver acesso local às plantas na região de atuação.

d) Preparar as infusões, tinturas ou cataplasmas de forma correta e somente o necessário para aquele paciente – lembre-se de que cada paciente é individual, único.

e) Anotar em prontuário do paciente o tipo de planta e sua forma de aplicação, assim como a evolução.

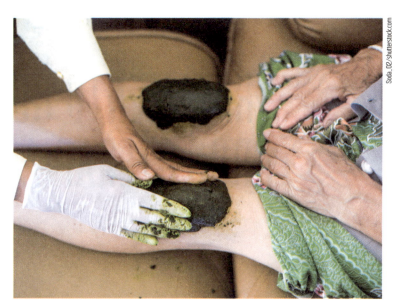

Figura 22.13 – Uso de cataplasma com ervas medicinais.

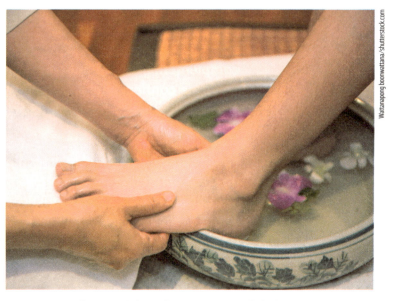

Figura 22.14 – Preparo de imersão com ervas medicinais.

Capítulo

23 TRATAMENTO COM ARGILOTERAPIA

Neste capítulo, você estará apto a:

- Compreender que trabalhar com recursos naturais e terapias complementares requer do profissional de saúde conhecimento, domínio técnico científico e habilidade social, político e cultural.

- Saber como ocorre uma das técnicas no tratamento complementar, a argiloterapia, e suas características e benefícios para quem se submete ao tratamento.

23.1 INTRODUÇÃO AO USO DE ARGILA NO BRASIL

Assim como outras terapias complementares, a argiloterapia provoca controvérsias no meio acadêmico, em órgãos governamentais, órgãos e conselhos de classe e demais instâncias da saúde no Brasil.[1]

Além de seu uso medicinal, também está voltada para a estética, com técnicas inovadoras e métodos pertinentes adequados à resolução de problemas da prática profissional e da necessidade dos usuários.

No que diz respeito a enfermagem e argiloterapia, é comum afirmarmos que é expressiva a contribuição da enfermagem na produção de conhecimento científico sobre o assunto, abrangendo todos os níveis de saúde da população. Historicamente, a enfermagem sempre esteve ao lado dos pacientes, defendendo seus direitos e preocupando-se em minimizar as diferenças que podem eventualmente ocorrer, quer seja por parte de profissionais ou de outros pacientes.

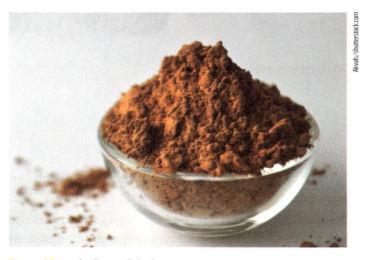

Figura 23.1 – Argila medicinal.

Historicamente, o uso da argila foi relatado na mitologia grega.[1] No Brasil, apesar de ser um país rico nesse tipo de produto, usufrui-se pouco dessa matéria-prima, principalmente no que diz respeito a curativos.

A argila é um composto de silicato de alumínio hidratado e possui uma enorme diversidade de minerais, uma vez que é resultado do envelhecimento natural dos cristais encontrados nas rochas. Nas regiões litorâneas, é muito rica em iodo e pode apresentar cores variadas. A cor da argila é determinada pelo elemento principal que a compõe, por exemplo: **argila cinza, creme ou esverdeada** – rica em ferro-ferroso; **argila laranja e avermelhada** – rica em ferro férrico; **argila branco-amarelada** – composta de alumínio e magnésio. A argila do litoral talvez seja a de maior variedade em cores, podendo variar entre branca, cinza, marrom, preta, verde e azulada.

Os avanços nas pesquisas têm alguns objetivos primordiais, entre eles:

a) Incentivar a adoção de terapias e cuidados que tenham a argila como produto de base.

b) Valorizar e promover o uso desse tipo de terapia natural.

c) Contribuir para o desenvolvimento de métodos simples e de baixo custo, mais adequado à demanda da população brasileira.

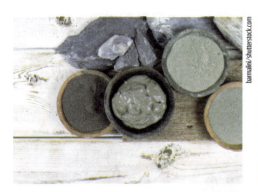
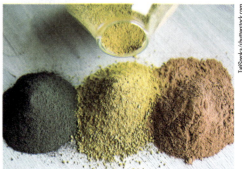

Figura 23.2 – Diferentes tons da argila brasileira.

23.2 TERAPIA E INDICAÇÃO

As indicações clínicas estão fundamentadas em técnicas baseadas em evidência e estudos científicos que comprovem os benefícios do tratamento.[1]

Uma das propriedades da argila é ser rica em minerais e, com isso, ter uma capacidade acentuada de absorção. Entre as demais propriedades, destacamos:

a) **Absorvente e desodorizante:** tem a propriedade de eliminar do organismo tudo que está em decomposição, como, por exemplo, exsudatos, gases, maus odores de feridas ou outras lesões de pele, halitose e outros.

b) **Antisséptica, anti-inflamatória e cicatrizante:** promove a limpeza e drenagem de qualquer tipo de ferida, estimulando a regeneração do tecido e, consequentemente, a cicatrização. É o silicato de alumínio que tem essa ação regenerativa.

c) **Analgésica:** relaxa a tensão nos tecidos que sofreram trauma, contusões ou picadas de inseto. Tem ação sedativa, aliviando as dores articulares, reumáticas e musculares.

d) **Radioativa:** em virtude da presença de metais na sua composição, tem a capacidade de irradiar energia contínua, revitalizando os tecidos e o metabolismo.

TRATAMENTO COM ARGILOTERAPIA

23.2.1 Outras indicações específicas e forma de uso

a) **Feridas e furunculoses:** aplicar em camadas finas no local e ao redor, ou compressas de água argilosa sobre o local.

b) **Traumas:** aplicar em forma de cataplasma.

c) **Dores no joelho:** aplicar em forma de cataplasma nas partes posterior e anterior.

d) **Dores nas pernas e tornozelos:** aplicar em forma de bota ou manter imerso em argila por 20 minutos.

e) **Dores articulares:** aplicar na forma de cataplasma ou luva de argila.

f) **Lombalgia:** aplicar uma fina camada de argila em toda extensão lombar.

g) **Cefaleias:** aplicar uma fina camada de argila fria na região frontal ou na nuca, podendo ser alternada, até que alivie a dor.

h) **Sintomas gástricos e digestivos:** aplicar sobre o abdômen argila em forma de cataplasma bem espessa, antes das refeições.

i) **Cólica no baixo ventre:** aplicar em forma de cataplasma de argila fria, em toda a região do baixo ventre. Atenção aos idosos: a argila deve estar morna. E às mulheres: não devem fazê-lo em período menstrual.

23.2.2 Efeitos terapêuticos

a) **Uso interno:** anti-inflamatório, cicatrizante, desintoxicante, normalizador da digestão, analgésico, tonificador.

b) **Uso externo:** antisséptico, absorvente, antirreumático, cicatrizante, emoliente e refrescante.

23.3 CUIDADOS COM A ARGILA

Alguns cuidados devem ser observados quando se trata do preparo da argila, desde seu processo inicial de coleta até a fase final do preparo. Veja a seguir:

a) **Coleta e secagem:** o local da coleta não deve ser próximo a estradas, depósito de lixo, esgoto, fábricas e bairros residenciais. O local adequado é à margem dos rios, à beira-mar e em terras de vegetação rasteira. O processo deve ser feito à luz do sol. Coletar apenas o necessário para uso imediato. Para a secagem, a área deve ser limpa e livre de insetos, pessoas transitando e poeira. Deve ser armazenada em recipientes de barro, vidro ou louça e mantidos em local seco e iluminado, podendo também ser mantida imersa em água à luz do sol.

b) **Preparo e aplicação:** a argila pode ser administrada de forma interna ou externa, sendo essa última a forma mais comum. Deve ser aplicada úmida, em temperatura fria ou ambiente. A aplicação deve durar entre 30 minutos no mínimo e 2 horas no máximo, não excedendo esse tempo.

193

23.4 ASSISTÊNCIA DE ENFERMAGEM NO TRATAMENTO COM ARGILOTERAPIA

Não se trata de uma técnica específica para a enfermagem, porém, como a equipe de enfermagem é quem realiza os curativos, a responsabilidade maior de avaliar e observar o tratamento é de responsabilidade dela comunicando sempre ao médico responsável a evolução ou qualquer intercorrência que haja.

O tratamento com argila deve respeitar as especificidades de temperatura, a idade do paciente e as condições de aplicação tanto do ambiente como da região a ser tratada.

É importante que o enfermeiro e sua equipe estejam preparados para reconhecer os casos para os quais deve ser indicado ou não o tratamento com argila e a procedência dela, evitando assim complicações para o paciente.

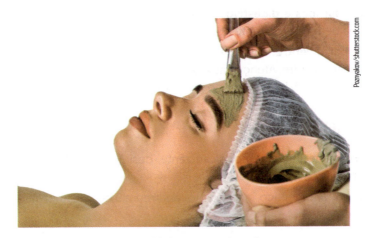

Figura 23.3 – Tratamento de cefaleia com uso de argila.

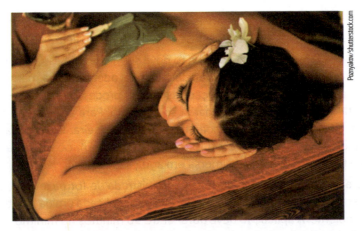

Figura 23.4 – Tratamento de dor lombar com argila e técnica de relaxamento.

Capítulo

24

TERAPIA A VÁCUO

Neste capítulo, você estará apto a:

- Saber do que se trata a Terapia a Vácuo, também conhecida por TPN – Terapia por Pressão Negativa, um dos tratamentos bastante utilizados nas lesões de pele ultimamente.

- Dominar o conhecimento sobre as características dessa técnica inovadora de curativo, bem como sua indicação.

24.1 INTRODUÇÃO

Para se ter uma cicatrização eficiente no tratamento das lesões de pele, normalmente espera-se um tempo grande de hospitalização, o que resulta em desgaste do paciente e seus familiares e prejudica também o trabalho da equipe multidisciplinar na tentativa de uma recuperação rápida e eficaz.

Pensando nesse período prolongado de internação, as equipes começaram a procurar saídas para amenizar essa espera e ao mesmo tempo acelerar o processo de cicatrização das feridas.

Após vários estudos, detectou-se que a pressão negativa sobre as feridas resultava numa cicatrização mais rápida, reduzindo o tempo de espera desses pacientes com um resultado satisfatório na regeneração das feridas. Isso deu início ao tratamento de pressão negativa controlada, técnica conhecida hoje como Terapia a Vácuo (TV), Terapia por Pressão Negativa (TPN) ou Pressão Negativa Controlada (PNC).

24.2 PRINCÍPIOS BÁSICOS DA TPN – TERAPIA POR PRESSÃO NEGATIVA OU TERAPIA A VÁCUO

A TPN consiste num tratamento para regenerar as lesões de pele, num ambiente úmido, por meio de pressão subatmosférica controlada e aplicada somente num determinado local da lesão. O material é composto à base de espuma, com ação direta de pressão negativa no exsudato da lesão, removendo-o de forma contínua.

24.2.1 COMPOSIÇÃO DO MATERIAL

O curativo é composto da seguinte forma:

a) **Base – espuma ou gaze:** permanece em contato com o leito da ferida. É essa parte do material que é submetida à pressão negativa, que suga continuamente o exsudato da ferida. Essa espuma deve cobrir toda a extensão da ferida.

b) **Película transparente:** uma película propriamente dita, de filme transparente, que tem a função de proteger a espuma em contato com a ferida.

c) **Tubo de sucção e reservatório:** parte final do curativo, na qual o tubo é acoplado ao reservatório, adaptado ao sistema de sucção computadorizado que controla a pressão subatmosférica para o leito da ferida e faz prosseguir a aspiração da secreção. Esse sistema dispõe de alarme sonoro para eventuais problemas que possam surgir durante o tratamento, como vazamento de ar, descolamento do filme protetor ou da espuma e reservatório cheio.

24.2.2 Instalação do sistema

A instalação deve ser feita por enfermeiro ou técnico do produto.

a) Depende da marca e modelo de produto a ser utilizado. Alguns modelos devem ser instalados no hospital, em âmbito de internação ambulatorial ou domiciliar.

Instalação ambulatorial ou domiciliar: pode ser feita em sala comum, como consultório. O sistema é portátil, com baterias, e a pressão é pré-regulada. É indicado para feridas superficiais e não dolorosas; **sistema de internação:** pode ser realizado com anestesia local tanto no leito do paciente como em sala de pequena cirurgia (dependerá da avaliação inicial feita pelo enfermeiro e médico do paciente). É indicado para feridas mais profundas, doloridas e quando é feito, no mesmo tempo cirúrgico, o desbridamento da ferida.

b) A troca do curativo deve ser feita a cada 48 a 72 horas, dependendo da quantidade de secreção drenada ou do modelo do sistema.

24.3 INDICAÇÃO

Este tipo de curativo está indicado nas seguintes situações:
a) Feridas agudas e traumáticas.
b) Deiscência de sutura.
c) Lesão por pressão (LPP).
d) Úlceras de estase.
e) Úlceras diabéticas.
f) Enxertos e retalhos.

24.4 CONTRAINDICAÇÃO

Assim como qualquer outro tipo de tratamento, o tratamento a vácuo também tem suas contraindicações. Entre elas se destacam:
a) Fístulas cirúrgicas para outros órgãos ou cavidades do corpo.
b) Tecido necrosado em LPP – lesão por pressão.
c) Osteomielite.

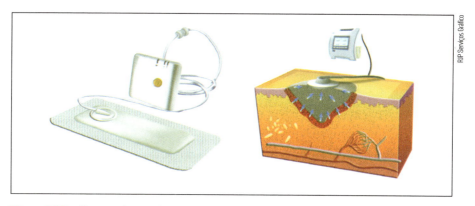

Figura 24.1 – Sistema de curativo a vácuo – modelo ambulatorial ou domiciliar.

BIBLIOGRAFIA

1. GEOVANINI, T. **Manual de curativos**. 2. ed. rev. e ampl. São Paulo: Corpus, 2009.

2. SILVA. R. C. L. **Feridas** – fundamentos e atualizações em enfermagem. 2. ed. rev. e ampl. São Caetano do Sul: Yendis, 2009.

3. GOMES, F. V. L. et al. **Manual de curativos**. 3. ed. rev. Goiânia: Santa Casa de Goiânia, 2005.

4. BLANES, L. **Tratamento de feridas: cirurgia vascular**: guia ilustrado. São Paulo: Baptista – Silva JCC, 2004. Disponível em: <www.baptista.com>. Acesso em: 21 out. 2017.

5. REVISTA Brasileira de Cirurgia Plástica. Disponível em: <www.rbcp.org.br>. Acesso em: 13 mar. 2018.

6. INSTITUTO André Venturelli. Disponível em: <www.andreventurelli.com.br>. Acesso em: 13 mar. 2018.

7. PORTAL Educação. Disponível em: <www.portaleducacao.com.br>. Acesso em: 13 mar. 2018.

8. MALAGUTTI, W. **Feridas**: conceitos e atualidades. 1. ed. São Paulo: Martinari, 2015.

9. DEPRESSÃO e Ansiedade. Disponível em: <www.depressaoeansiedade.com.br>. Acesso em: 13 mar. 2018.

10. TOMMASO - Psicologia da boa forma. Disponível em: <http://tommaso.psc.br>. Acesso em: 13 mar. 2018.

11. CASASSUS, J. **Fundamentos da educação emocional**. Brasília: UNESCO, Liber Livro Editora, 2009.

12. DEALEY, C. **Cuidando de feridas**: um guia para enfermeira. 2. ed. São Paulo: Atheneu, 2001.

13. ECHER, I. C. et al. **Abordagem multiprofissional do tratamento de feridas**. São Paulo: Atheneu, 2003.

14. SOUBJIA, C. M. et al. **Manual de curativos**. Campinas: Prefeitura Municipal de Campinas – Secretaria de Saúde – Departamento de Saúde, 2016.

15. PEREIRA, A. F. et al. **Protocolo de Assistência aos portadores de ferida**. Belo Horizonte: Prefeitura Municipal de Belo Horizonte – Secretaria Municipal de Políticas Sociais – Secretaria Municipal de Saúde – Gerência de Assistência – Coordenação de Atenção à Saúde do Adulto e do Idoso, 2003.

16. COLOPLAST do Brasil. Disponível em: <www.coloplast.com.br>. Acesso em: 13 mar. 2018.

17. DIRETRIZES AMB. Disponível em: <www.diretrizes.amb.org.br>. Acesso em: 13 mar. 2018.

18. ESCOLA de Enfermagem (USP). Disponível em: <www.ee.usp.br>. Acesso em: 13 mar. 2018.

19. SOCIEDAE Brasileira de Queimaduras. Disponível em: <www.sbqueimaduras.org.br>. Acesso em: 13 mar. 2018.

20. MANDELBAUM, M. H. Vantagens e desvantagens das diferentes modalidades de curativo. **Simpósio sobre Avanços e Controvérsias no Cuidado com a Pele no Contexto da Infecção Hospitalar**: Anais do... Avanços e Controvérsias no Cuidado com a Pele no Contexto da Infecção Hospitalar. São Paulo, Brasil. São Paulo: APECIH – Associação Paulista de Estudos e Controle de Infecção Hospitalar, 2001.

21. BOTTONI, Andrea; BOTTONI, Adriana; RODRIGUES, Rita de Cássia; CELANO, Rosa Maria Gaudioso. Papel da Nutrição na Cicatrização. Revista Ciências em Saúde, v.1, n. 1, abr. 2011. Disponível em: <http://200.216.240.50:8484/rcsfmit/ojs-2.3.3-3/index.php/rcsfmit_zero/article/viewFile/31/40>. Acesso em: 13 mar. 2018.

22. Resolução Cofen nº 0501/2015. Disponível em: <www.coren-ce.org.br/enfermagem-em-terapia-nutricional_1766.html>. Acesso em: 21 out. 2017.

23. NIGHTINGALE, F. **Notas sobre enfermagem**: o que é e o que não é. Tradução por Amália de Carvalho Correia. São Paulo: Cortez, 1989.

24. Ministério da Saúde (BR). Secretaria de Vigilância Sanitária. **Portaria MS/SNVS nº 272, de 8 abril de 1998**.

25. Regulamento Técnico que fixa os requisitos mínimos exigidos para a Terapia de Nutrição Parenteral. **Diário Oficial da União**. Brasília, 23 abr. 1998.

26. Ministério da Saúde (BR). Agência Nacional de Vigilância Sanitária. **Resolução da Diretoria Colegiada da Anvisa**.

27. **RCD no 63, de 6 de julho de 2000**. Aprova o Regulamento Técnico que fixa os requisitos mínimos exigidos para a Terapia de Nutrição Enteral. Brasília, jul. 2000.

28. BULECHEK, G. M. et al. **Classificação das intervenções de enfermagem**. 5. ed. Rio de Janeiro: Elsevier, 2010.

29. MATSUBA, C. **Enfermagem em terapia nutricional**. Disponível em: <www.portaldaenfermagem.com.br/entrevistas_read.asp?id=52>. Acesso em: 21 out. 2017.

30. BRASIL. Ministério da Saúde. Agência Nacional de Vigilância Sanitária. **Resolução da Diretoria Colegiada da Anvisa** – RCD nº 63, de 6 de julho de 2000. Aprova o Regulamento Técnico que fixa os requisitos mínimos exigidos para a Terapia de Nutrição Enteral. Brasília: Ministério da Saúde, 2000.

31. SANTOS, V. L. C. G. O que o profissional precisa saber sobre avaliação da ferida. **Simpósio sobre Avanços e Controvérsias no Cuidado com a Pele no Contexto da Infecção Hospitalar**: Anais do... Avanços e Controvérsias no

BIBLIOGRAFIA

Cuidado com a Pele no Contexto da Infecção Hospitalar; São Paulo: APECIH – Associação Paulista de Estudos e Controle de Infecção Hospitalar, 2001.

32. STELLER, C. B. et al. Evidence-based practice and the role of nursing leadership. **Jona**. 1998; v. 28 (7-8), p. 45-53.

33. CALIRI, M. H. L. et al. A prática de enfermagem baseada em evidências: conceitos e informações disponíveis online. **Rev. Latino-Am. Enferm**. ago 2000; 8 (4). Disponível em: <http://dx.doi.org/10.1590/S0104-11692000000400015>. Acesso em: 21 out. 2017.

34. **Protocolo de Prevenção de feridas e tratamento de feridas.** Comissão Prevenção e tratamento de feridas (Cogest). Prefeitura São Paulo, Secretaria Municipal de Saúde.

35. Associação Brasileira de Estomaterapia. **Competências do Enfermeiro Estomaterapeuta Ti SOBEST ou do Enfermeiro Estomaterapeuta**. Disponível em: <www.sobest.org.br/texto/11>. Acesso em: 21 out. 2017.

36. Associação Brasileira de Estomaterapia. **Diretrizes éticas para o exercício da estomaterapia**: dispõe sobre as diretrizes éticas para o exercício da estomaterapia no Brasil. Disponível em: <www.sobest.org.br/arquivos/codigo-de-etica-sobest.pdf>. Acesso em: 21 out. 2017.

37. Conselho Federal de Enfermagem. **Resolução nº 311**, de 8 de fevereiro de 2007. Aprova a reformulação do Código de Ética dos Profissionais de Enfermagem. Disponível em: 13 mar. 2018.

38. _____. **Resolução Cofen nº 389, de 18 de outubro de 2011**. Atualiza, no âmbito do Sistema Cofen/Conselhos Regionais de Enfermagem, os procedimentos para registro de título de pós-graduação lato e stricto sensu concedido a enfermeiros e lista as especialidades. Disponível em: <www.cofen. gov.br/resoluo-cofen-n-3892011_8036.html>. Acesso em: 21 out. 2017.

39. _____. **Resolução Cofen nº 358/2009**. Dispõe sobre a Sistematização da Assistência de Enfermagem e a implementação do Processo de Enfermagem em ambientes, públicos ou privados, em que ocorre o cuidado profissional de Enfermagem, e dá outras providências. Disponível em: <www.cofen.gov.br/resoluo-cofen-3582009_4384.html>. Acesso em: 21 out. 2017.

40. _____. **Resolução Cofen nº 0501/2015**. Regulamenta a competência da equipe de enfermagem no cuidado às feridas e dá outras providências Disponível em: <www.cofen.gov.br/resolucao-cofen-no-05012015_36999. html>. Acesso em: 21 out. 2017.

41. Conselho Regional de São Paulo. **Parecer Coren-SP 002/2015** – CT Processo nº 5334/2014. Prescrição de coberturas para tratamento de feridas por Enfermeiro. Disponível em <http://portal.coren-sp.gov.br/sites/default/ files/Parecer%20002-2015%20Prescri%C3%A7%C3%A3o%20coberturas-1. pdf>. Acesso em: 21 out. 2017.

42. Ministério da Saúde (BR). **Portaria nº 529, de 1º de abril de 2013**. Institui o Programa Nacional de Segurança do Paciente (PNSP) Disponível em: <http://portalsaude.saude.gov.br/index.php/oministerio/principal/secretarias/sas/dahu/seguranca-do-paciente>. Acesso em: 21 out. 2017.

43. Pimenta CAM et al. **Guia para construção de protocolos assistenciais de enfermagem**. São Paulo: COREN-SP, 2015.

44. BRASIL. **Protocolo para prevenção de úlcera por pressão**. Ministério da Saúde/Anvisa/Fiocruz, 2013.

45. MONTEIRO, E. A. **Custo** – efetividade no tratamento de feridas em hospitais. 2016. Disponível em: <www.segs.com.br/saúde/45316-custo-efetividade-no-tratamento-de-feridas-em-hospitais.html> Acesso em: 21 out. 2017.

46. LORENZETTI, J. et al. **Organização do trabalho da enfermagem hospitalar: abordagens na literatura**. Texto Contexto Enferm, Florianópolis; 23(4), out./dez. 2014, p. 1.104-1.112. Disponível em: <http://dx.doi.org/10.1590/0104-07072014001510012> Acesso em: 21 out. 2017.

47. Internacional Wound Bed Preparation Advisory Board – EWMA 2004. Disponível em: <www.gaif.net/sites/default/files/Doc%20EWMA.pdf> Acesso em: 21 out. 2017.

48. Conselho Regional de Enfermagem do Estado de São Paulo. **Do parecer no tocante a Prescrição de coberturas para tratamento de feridas por Enfermeiro**. Parecer Coren-SP 002/2015 – CT Processo nº 5334/2014. Relator: Simone Oliveira Sierra. Aprovado em 25 de março de 2015 na 55ª Reunião da Câmara Técnica. Homologado pelo Plenário do Coren-SP na 921ª Reunião Plenária Ordinária.

49. Universidade Federal do Rio Grande do Sul. **Telecondutas**: lesão por pressão. Porto Alegre: Versão Digital, 2017.

50. Prefeitura Municipal de Belo Horizonte. **Protocolo de Prevenção e Tratamento de Feridas**. Belo Horizonte: Secretaria Municipal de Saúde, 2011. 82p.

51. Machado U. **Lesão por pressão**: avaliação e condutas. [slides] São José dos Campos: Ursula Machado, 2017. 102 slides. Acompanha texto.

52. Ministério da Saúde (BR). Manual de condutas para úlceras neurotróficas e traumáticas. Série J. **Cadernos de Reabilitação em Hanseníase**, nº 2. Brasília - DF 2002. Série J.

53. HABR, G. A.; ARAÚJO, S. E. A. Estomas intestinais: aspectos conceituais e técnicos. In: SANTOS, V. L. C. G.; CESARETTI, I. U. R. **Assistência em estomaterapia**: cuidando do ostomizado. 1. ed. São Paulo: Atheneu, 2005. p. 39-54.

54. SANTOS, V. L. C. G. A estomaterapia através dos tempos. SANTOS, V. L. C. G.; CESARETTI, I. U. R. **Assistência em estomaterapia**: cuidando do ostomizado. 1. ed. São Paulo: Atheneu; 2005. p. 1-17.

BIBLIOGRAFIA

55. MARQUES, E. D.; MARQUES, E. C. M. (orgs.) **Anatomia e fisiologia humana**. 2. ed. São Paulo: Martinari, 2015. p. 191-214.

56. SCHWARTZ, M. P.; SILVA, R. C. C. L., RCCL et al. **Feridas**: fundamentos e atualizações em enfermagem. 3. ed. rev. e ampl. São Caetano do Sul: Yendis, 2011.

57. Ministério da Saúde (BR). **Portaria no 400, de 16 de novembro de 2009**. Dispõe sobre as Diretrizes Nacionais para a Atenção das Pessoas Ostomizadas no Sistema Único de Saúde (SUS). Brasília; 2009. p. 41. Disponível em: <www.abraso.org.br/Portaria%20Ostomizados.pdf>. Acesso em: 21 out. 2017.

58. Ministério da Saúde (BR). **Portaria nº 116, de 09 de setembro de 1993**. Inclui no sistema de informações ambulatoriais do Sistema Único de Saúde (SIA-SUS) a concessão dos equipamentos de órteses, próteses e bolsas de colostomia. Brasília, 1993. Disponível em: <www.mds.gov.br/assistenciasocial/beneficiosassistenciais/beneficioseventuais/arquivos/portaria-no-116-de-9-de-setembro-de-1993.pdf/view>. Acesso em: 21 out. 2017.

59. DU GAS, B. W. Cuidando do paciente ostomizado. In: DU GAS, B. W. **Enfermagem prática**. 8. ed. Rio de Janeiro: Interamericana, 1992. p. 341-360.

60. CESARETTI, I. U. R.; SANTOS, V. L. C. G.; FILIPPIN, M. J.; LIMA, S. R. S. **O cuidar de enfermagem na trajetória do ostomizado**: pré e trans e pós-operatório. In: SANTOS, V. L. C. G.; CESARETTI, I. U. R. et al. Assistência em estomaterapia: cuidando do ostomizado. 1. ed. São Paulo: Atheneu, 2005. p. 173-194.

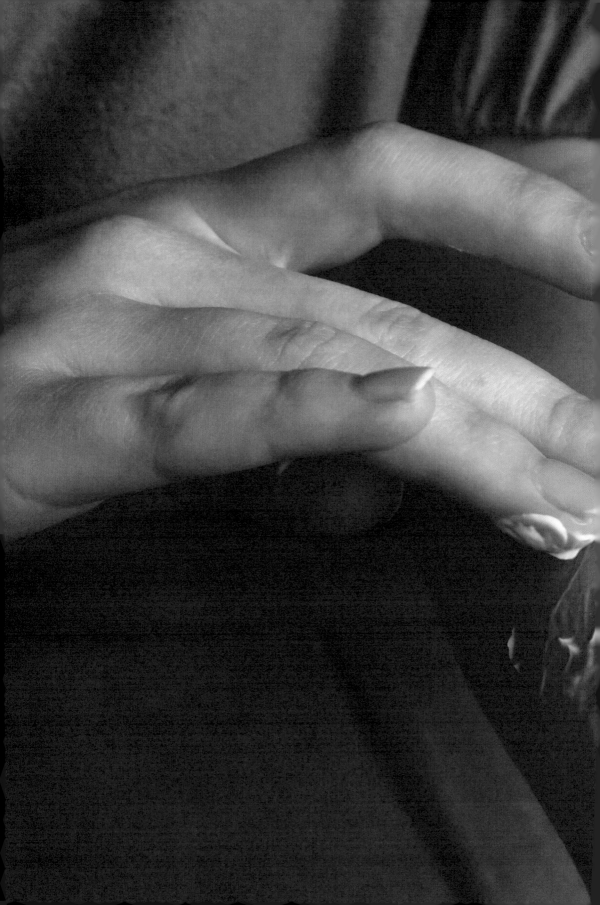

Apêndice

Estudos de Caso

INTRODUÇÃO

Embora sejam conhecidas inúmeras modalidades terapêuticas para o tratamento de lesões de pele ou feridas das mais diversas etiologias, a atenção especial da equipe de enfermagem é de suma importância, pois estas comprometem significativamente a vida dos indivíduos nos âmbitos de seu funcionamento biológico, social e afetivo.

O aprofundamento em estudos em relação ao processo de cuidar tem seu fortalecimento baseado em fundamento ético. As práticas empíricas estão ficando cada vez mais no passado e, no presente, estão baseadas em evidências científicas, visando maximizar e otimizar resultados, com o mínimo de custo possível, através de uso de recursos disponíveis, usados de forma racional.

O sucesso em casos simples ou complexos está intrinsecamente ligado a todos os níveis de profissionais de enfermagem, em conjunto com os profissionais de saúde das diversas áreas hospitalares e ambulatoriais.

O envolvimento familiar é importante em todas as fases de tratamento, apoiando-o e atuando de forma efetiva e facilitadora. Cabe à equipe assistencial auxiliar de forma educativa esses familiares com foco no cuidado com o paciente.

Cuidar é gratificante e as maneiras de conseguir bons resultados são:

a) dedicação;

b) determinação;

c) ação.

ESTUDO DE CASO 1

Apresentação

Dados pessoais: idoso, sexo masculino, 78 anos, internado em Unidade de Terapia Intensiva por: insuficiência respiratória aguda, edema agudo do pulmão e insuficiência renal agudizada.

Histórico clínico: diabético tipo 2, cardiopata com miocardiopatia hipertensiva e doença vascular periférica, com amputação de membro inferior direito realizado em ano anterior a esta internação. Embora ações preventivas, teve perda de integridade da pele em região sacral e, em virtude da piora clínica, evoluiu para lesão por pressão nessa região de grande extensividade.

Tratamento proposto: com atuação de equipe multidisciplinar: médico cirurgião e clínico, enfermagem, nutricionista, nutrólogo, fisioterapeuta.

Condutas utilizadas:

a) tratamento tópico inicial: lavagem com antisséptico tópico e degermante, após irrigação com soro fisiológico 0,9%, aplicação de papaína gel a 6% manipulada; troca duas vezes ao dia.
b) desbridamento cirúrgico.
c) dieta enteral especializada indicada para casos de lesão de pele (dieta hiperproteica contendo arginina, ômega 3, nucleotídeos e isenta de sacarose);
d) fisioterapia motora e respiratória.
e) com a evolução positiva do tratamento e melhora clínica do paciente, utilizado curativo a vácuo com pressão negativa.

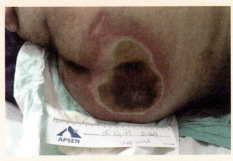

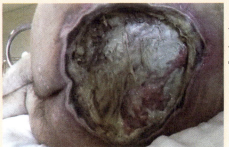

Figura A1.1 – Lesão por Pressão Não Classificável: perda da pele em sua espessura total e perda tissular, na qual a extensão do dano não pode ser confirmada porque está encoberta por necrose (escara). Ao ser removida (escara), a Lesão por Pressão em estágio 3 ou estágio 4 ficará aparente. Início do acompanhamento: 15 de janeiro de 2016.

Figura A1.2 – Lesão por pressão de grande extensão, estágio 4, com presença de tecido em decomposição na maior parte da área afetada, aparecimento de tecido de granulação em pontos mostrando início de reparação.

APÊNDICE

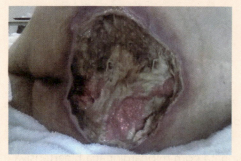

Figura A1.3 – Lesão por pressão estágio 4, com áreas de recuperação tecidual e aparecimento de tecido de granulação, apresenta tecidos em decomposição e "debris" (termo utilizado para desbridamento) em bordas laterais.

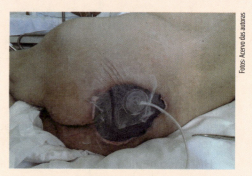

Figura A1.4 – Uso de terapia por pressão negativa, dispositivo fazendo a oclusão de área tecidual.

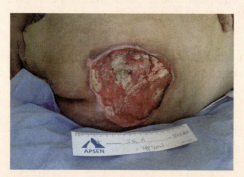

Figura A1.5 –Lesão por pressão com tecido de granulação: reparação tecidual na maior parte da borda, pontos dispersos de tecido desvitalizado. Data: 18 de março de 2016.

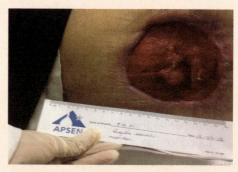

Figura A1.6 –Lesão por pressão com recuperação e reparação total do leito da lesão, tecido de granulação em todo a leito, nivelamento de borda em curso.

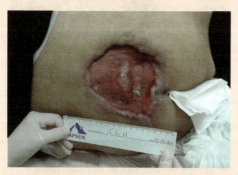

Figura A1.6 –Lesão tecidual com bordas com nivelamento e solapamento lateral, tecido de granulação em leito e exposição óssea distal e centro da lesão. Data: 2 de maio de 2016.

ESTUDO DE CASO 2

Apresentação

Dados pessoais: paciente jovem 33 anos, sexo masculino, cor branca, sem comorbidades, internado por lesão provocada por síndrome de Fournier, acometendo parte de região glútea, região perianal e infraescrotal.

Histórico clínico: infecção perianal há 3 anos, com tratamento com antibioticoterapia, relata ter sofrido trauma recente no local, evoluindo com dor severa no local e sinais de infecção. Passou por desbridamento cirúrgico e perda estrutural importante, posteriores cuidados de enfermagem para curativos.

Tratamento proposto: abordagem multidisciplinar e conduta inicial de terapia tópica:

a) limpeza com soro fisiológico 0,9%.

b) uso de papaína gel a 4% com troca programada duas vezes ao dia ou se saturar.

c) proteção de bordas com película protetora cutânea.

d) cobertura com gazes e fita aderente não adesiva.

e) desvio de fezes com dispositivo anal sistema fechado.

f) sessões de câmara hiperbárica.

g) suplementação via oral com dieta hiperproteica contendo argenina, ômega 3, nucleotídeos e isenta de sacarose e glutamina.

Com excelente resposta cicatricial em 14 dias, com programação e rotação de retalho, tendo alta para domicilio em 16 dias de tratamento.

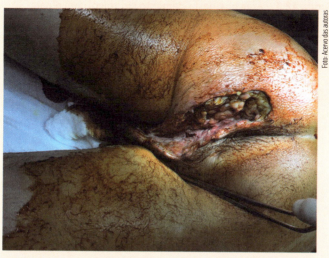

Figura A2.1 – Lesão provocada por Síndrome de Fournier, acometendo parte de região glútea, região perianal e infraescrotal, em procedimento de desbridamento cirúrgico.

APÊNDICE

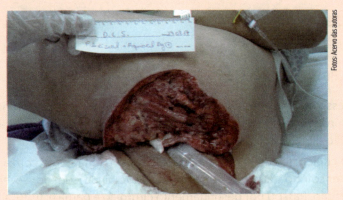

Figura A2.2 –**Área pós-desbridamento cirúrgico,** com exposição muscular, em uso de dispositivo retal para desvio de fezes. Data: 29 de agosto de 2017.

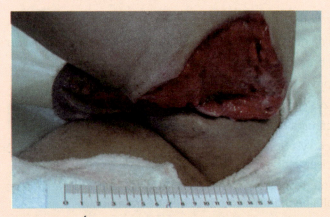

Figura A2.3 – **Área pós-desbridamento cirúrgico,** com reparação tecidual, presença de tecido de granulação cobrindo a área exposição muscular. Data: 4 de setembro de 2017.

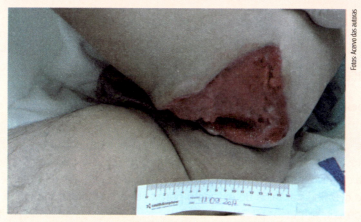

Figura A2.4 – Área pós-desbridamento cirúrgico, com reparação tecidual, presença de tecido de granulação cobrindo a área exposição muscular. Data: 11 de setembro de 2017.

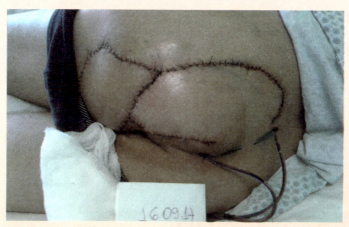

Figura A2.5 – Área pós-cirurgia plástica reparadora com rotação de retalho, área com cobertura total de tecido. Data: 16 de setembro de 2017.

APÊNDICE

ESTUDO DE CASO 3

Apresentação

Dados pessoais: paciente com 49 anos, sexo masculino, sem comorbidades, eutrófico, internado aos cuidados da ortopedia.

Histórico clínico: fratura exposta de tíbia e fíbula evoluindo com infecção pós-operatória e diagnóstico de osteomielite, solicitado pela equipe de ortopedia avaliação de enfermagem para curativos, apresentava área de necrose importante, em descolamento, sendo retirado pelo ortopedista, saída de exsudato purulento em grande quantidade, exposição de material de síntese, pulsos pedial e poplíteo preservados e boa perfusão periférica.

Tratamento proposto:

a) abordagem multidisciplinar: acompanhamento do serviço de infectologia.

b) avaliação nutricional para suplementação via oral.

c) abordagem cirúrgica ortopedia e cirurgia plástica (limpeza, rotação de retalho e enxerto de pele).

d) uso de pressão negativa logo após o procedimento cirúrgico com acompanhamento e troca programada conforme a evolução.

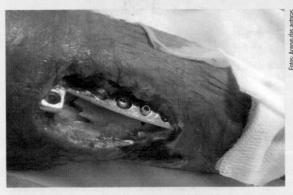

Figura A3.1 – **Deiscência cirúrgica de fratura exposta de tíbia e fíbula,** diagnóstico de osteomielite, área de necrose, descolamento, saída de exsudato purulento em grande quantidade, exposição de material de síntese.

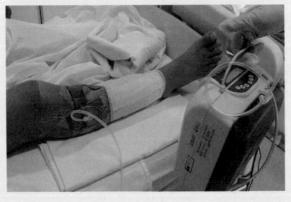

Figura A3.2 – **Uso de curativo por pressão negativa** (à vácuo) no pós-operatório de limpeza cirúrgica.

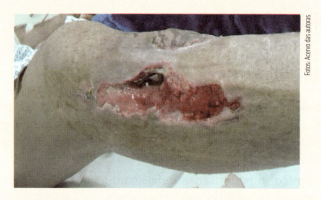

Figura A3.3 – Pós-operatório de limpeza cirúrgica e rotação de retalho, com exposição de material de síntese.

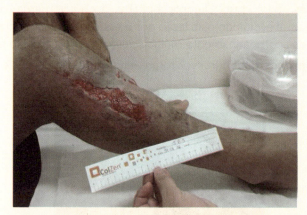

Figura A3.4 – Pós-operatório de limpeza cirúrgica e rotação de retalho: preparo para enxerto de pele. Data: 30 de agosto de 2016.

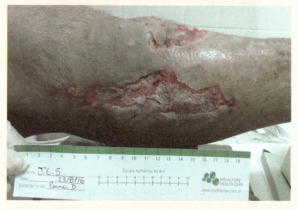

Figura A3.5 – Pós-operatório de limpeza cirúrgica e rotação de retalho: enxerto de pele parcial (face lateral da perna). Data: 23 de agosto de 2016.

APÊNDICE

ESTUDO DE CASO 4

Apresentação

Dados pessoais: idoso, 70 anos, internado em Unidade de Terapia Intensiva com diagnóstico de síncope por fibrilação atrioventricular seguido de parada cardiorrespiratória, reversão em 45 minutos de reanimação cardiorrespiratória (RCP) e infarto agudo do miocárdio.

Histórico clínico: hipertensão arterial, cardiopatia, pós-operatório tardio de retirada de tumor de próstata, doença diverticular de colón, doença renal crônica não dialítica.

Avaliação de enfermagem: início de terapia nutricional enteral, na avaliação nutricional sobrepeso para idoso. Durante a internação houve perda da integridade da pele em região sacral evoluindo para lesão por pressão em região sacral. Boa evolução clínica, seguida de acompanhamento multidisciplinar e envolvimento familiar assíduo.

Tratamento proposto: os curativos foram feitos com papaína a 4% com troca programada para duas vezes ao dia.

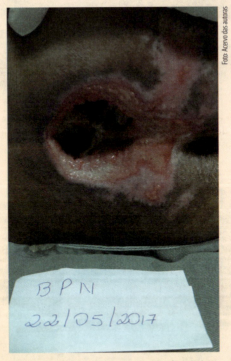

Figura A4.1 – Lesão por pressão (estágio 4): perda da pele em sua espessura total e perda tissular com exposição ou palpação direta da fáscia, músculo, tendão e ligamento. Data: 22 de maio de 2017.

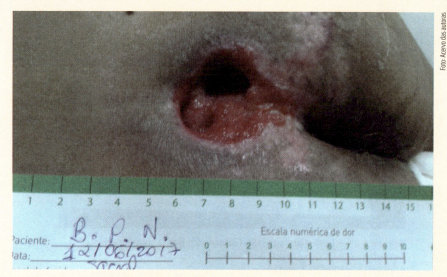

Figura A4.2 – Lesão por pressão (estágio 2): perda da pele em sua espessura parcial com exposição da derme. O tecido adiposo e os tecidos profundos não são visíveis. Tecido de granulação, esfacelo e escara não estão presentes. Data: 12 de junho de 2017.

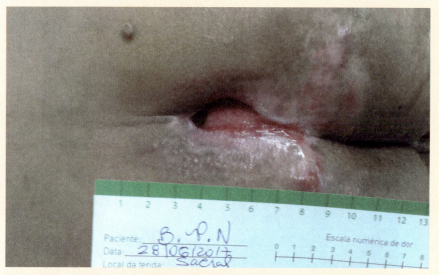

Figura A4.3 – Lesão por pressão (estágio 3): perda da pele em sua espessura total, na qual a gordura é visível e, frequentemente, o tecido de granulação e a epíbole (lesão com bordas enroladas) estão presentes. Esfacelo e/ou escara pode estar visível. A profundidade do dano tissular varia conforme a localização anatômica; áreas com adiposidade. Data: 28 de junho de 2017.

APÊNDICE

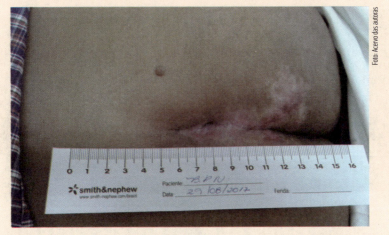

Figura A4.4 – Lesão por pressão (estágio 2): perda da pele em sua espessura parcial, com exposição da derme - tecido de granulação em preenchimento total de cavidade.

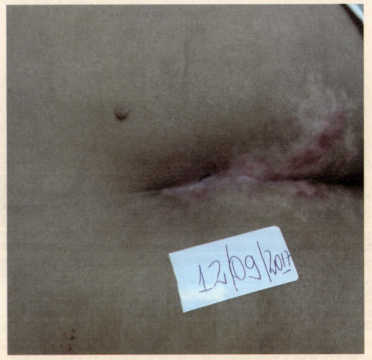

Figura A4.5 – Cicatrização total de lesão por pressão em região sacral: formação epitelial total sobre área que foi afetada. Data: 12 de setembro de 2017.

ESTUDO DE CASO 5

Apresentação

Dados pessoais: idoso, 74 anos, internado com diagnóstico de pé diabético infectado.

Histórico clínico: *diabetes mellitus*, hipertensão arterial, insuficiência periférica, refere que estava em tratamento para insuficiência arterial em "perna esquerda", em acompanhamento com vascular, apresentou descompensação diabética, hemograma infeccioso e aparecimento de complicação infecciosa em região maleolar interna de tecido local e estruturas adjacentes.

Tratamento proposto: realizado desbridamentos cirúrgicos, evoluindo com piora do quadro circulatório. Ferida aberta com exposição de tendão, necrose importante, comprometimento circulatório. Tratamento inicial:

a) abordagem multidisciplinar: médicos vascular e clínico.
b) avaliação nutricional para suplementação.
c) curativos à base de prata.
d) envolvimento da psicologia em virtude da indicação de amputação.
e) posteriormente, tratamento com câmera hiperbárica.

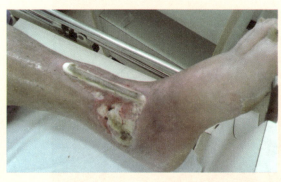

Figura A5.1 – **Pé diabético infectado:** presença de exposição de tendão necrosado, tecido de granulação em pequenos pontos, necrose úmida no leito da ferida.

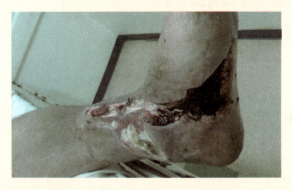

Figura A5.2 – **Pé diabético infectado, pós-debridamento cirúrgico,** perda tecidual em região plantar, tecido necrosado, tecido de granulação em pequenos pontos.

APÊNDICE

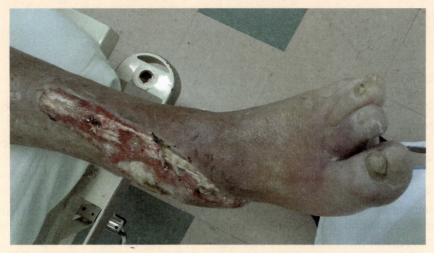

Figura A5.3 – Pé diabético infectado, pós-debridamento cirúrgico, região dorsal do pé, granulação em pequenos pontos, exposição de fragmentos de tendão; em lateral, necrose e aponeurose; extremidade com comprometimento vascular importante.

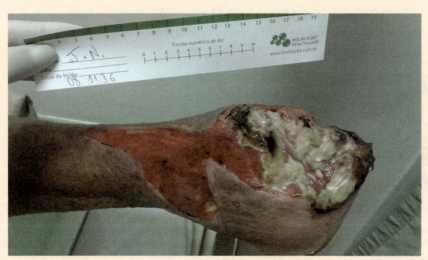

Figura A5.4 – Pé diabético, pós-debridamento cirúrgico, coto com região proximal coberto por tecido de granulação, em região distal com pontos de necrose, exposição de fragmentos estruturais, necrose e osso.

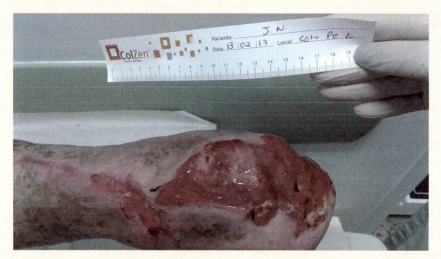

Figura A5.5 – Pé diabético, pós-debridamento cirúrgico, coto com região proximal coberto por tecido de granulação.

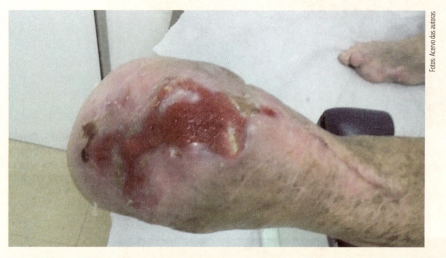

Figura A5.6 – Pé diabético, pós-debridamento cirúrgico, coto com coberto por tecido de granulação, pequena exposição óssea.

APÊNDICE

ESTUDO DE CASO 6

Apresentação

Dados pessoais: menor de 2 anos de idade, deu entrada em ambulatório para tratamento inicial e avaliação para curativos.

Histórico clínico: apresenta queimadura de terceiro grau, em dorso da mão esquerda, de dimensionamento 75%.

Tratamento proposto: hidrogel associado com malha de polietileno de alta densidade recoberta com **prata nanocristalina**, troca programada de 3 a 5 dias, avaliação da cirurgia plástica e especialista em mãos com indicação de desbridamento cirúrgico e enxerto de pele. A família optou por tratamento conservador com curativos. Com evolução satisfatória e tecidos viáveis em todo leito da lesão mudada, conduta para tela de algodão parafinada estéril com troca programada de 3 a 5 dias até cicatrização total.

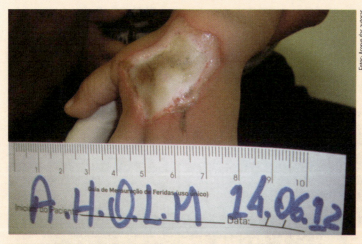

Figura A6.1 – Queimadura de 3º grau: apresenta necrose esbranquiçada em toda extensão do dorso da mão. Data: 14 de junho de 2012.

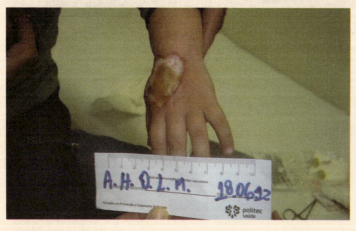

Figura A6.2 – Queimadura de 3º grau: apresenta necrose esbranquiçada em toda extensão do dorso da mão. Data: 14 de junho de 2012.

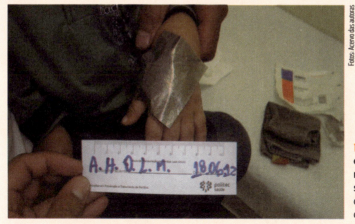

Figura A6.3 – Uso de curativo com prata nanocristalina: colocado sobre a lesão, associado a hidrogel. Data: 18 de junho de 2012.

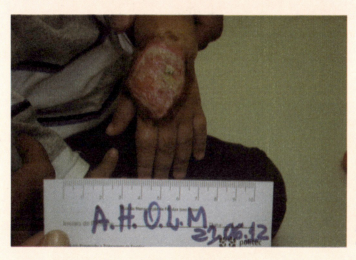

Figura A6.4 – Queimadura de 3º grau: pós-desbridamento de necrose: aparecimento de tecido de granulação em pontos do dorso da mão. Data: 21 de junho de 2012.

APÊNDICE

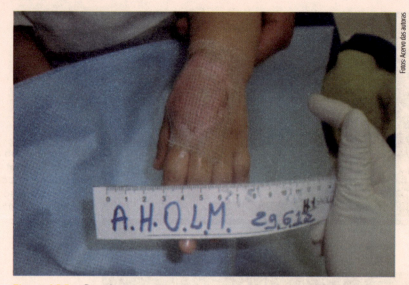

Figura A6.5 – Curativo com gaze não aderente. Data: 29 de junho de 2012.

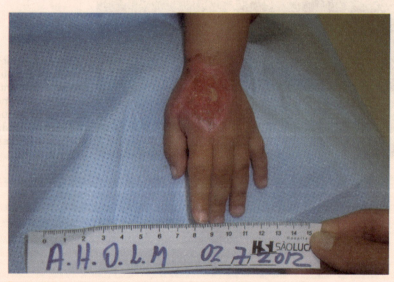

Figura A6.6 – Queimadura de 3º grau, aparecimento de tecido de granulação em todo o dorso da mão e retração da extensão da lesão. Data: 2 de julho de 2012.

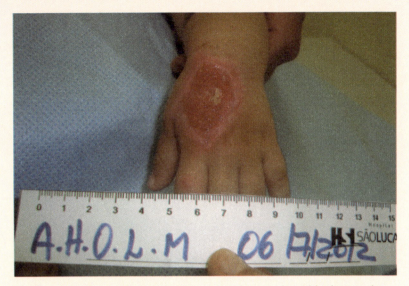

Figura A6.7 – Queimadura de 3º grau: aparecimento de tecido de granulação em todo o dorso da mão e retração da extensão da lesão. Data: 6 de julho de 2012.

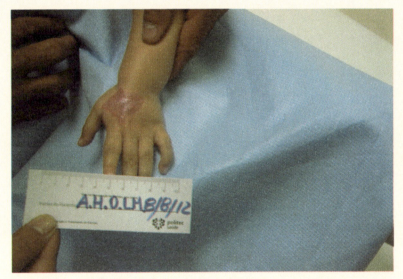

Figura A6.8 – Queimadura de 3º grau: aparecimento de tecido de granulação em todo o dorso da mão e retração da extensão da lesão - aproximadamente 45 dias após o início do tratamento. Data: 8 de agosto de 2012.

Este livro foi composto em tipos de família Museo Sans 300.
Corpo 9.5 pt. - miolo: papel offset 75g/m²